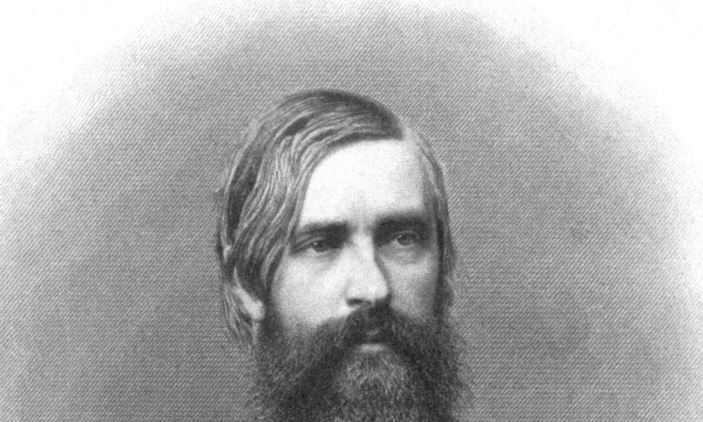

Stich u. Druck v. A. Weger, Leipzig

Albrecht von Graefe.

Sein Leben und Wirken.

Von

Dr. Eduard Michaelis.
Augenarzt in Berlin.

Mit Albrecht von Graefe's Bildniss.

Berlin.
Druck und Verlag von G. Reimer.
1877.

Ein Opfer der Liebe und Freundschaft

auf

Albrecht von Graefe's Grab.

Vorrede.

Dies ist der erste Versuch einer Lebens-Schilderung Albrecht's von Graefe. Den Beruf zu dieser Arbeit fand Verfasser darin, dass er der älteste Jugendfreund des Verstorbenen und sein Studiengenosse gewesen, dass er einen Theil seiner wissenschaftlichen Reisen mit ihm gemacht, ihm 12 Jahre hindurch sowohl in der Klinik wie in der Privatpraxis assistirt, und auch nach dem Austritte aus dieser Stellung mit ihm bis zu seinem Tode ununterbrochen in engem persönlichen und collegialen Verkehre gestanden hat. Der Verfasser hat einzig und allein aus eigenen Erinnerungen und Notizen geschöpft; keinerlei ungedruckte Mittheilung stand ihm zu Gebote. Unter diesen Umständen werden sich manche Irrthümer eingeschlichen haben; jede sachliche Berichtigung ist dem Verfasser aufrichtig willkommen. Das Urtheil von Zeitgenossen über Zeitgenossen ist der Natur der Sache nach stets mehr oder weniger subjectiv gefärbt. Der Verfasser hat sich bemüht, einen möglichst objectiven Standpunkt einzunehmen. Wie weit ihm dies gelungen, und ob es ihm geglückt ist, ein treues Bild seines unvergesslichen Freundes zu zeichnen — darüber möge die Stimme der Fachgenossen entscheiden.

Berlin, im Oktober 1876.

Jugend- und Studienzeit.
1828—1848.

Albrecht von Graefe ist am 22. Mai 1828 in Berlin geboren. In den Stürmen des Jahres 1848 legte er, noch nicht 20 Jahre alt, sein Staatsexamen ab; in das Kriegsjahr 1870, in welchem die Sehnsucht aller Patrioten sich erfüllte, das deutsche Reich glorreicher als je wieder erstand, fällt sein Tod. Diesen äusseren Verhältnissen entsprechen die verschiedenen Phasen seines Lebenslaufes: die ruhige Schul- und Studienzeit, die inneren Kämpfe während der wissenschaftlichen Reisejahre 1848—1850, endlich sein Tod im Zenithe des Ruhmes.

Rastlos neues schaffen, an der Spitze jeden Fortschrittes in seiner Wissenschaft stehen, unablässig weiter arbeiten, unbekümmert, ob noch Einzelheiten an den Grundlagen oder an den bereits erzielten Resultaten auszufüllen oder zu erweitern seien — das ist die Signatur seines kurzen aber thatenreichen Lebens.

Albrecht von Graefe ist unter den angenehmsten Lebensverhältnissen aufgewachsen, und diese sind ihm während seines ganzen Daseins treu geblieben; die Noth, ja auch nur die schweren Seiten des Lebens hat er niemals kennen gelernt.

Sein Vater Carl Ferdinand von Graefe war erst 23 Jahre alt, als er, der ehemalige Assistent Reil's in Halle, und dann als Leibarzt des Herzogs Alexius von Anhalt-Bernburg der Schöpfer des Soolbades „Alexisbad" im Harz, zum ersten Dirigenten der gegenwärtig unter B. von Langenbeck's Leitung stehenden chirurgischen Universitäts-Klinik, welche zu gleicher Zeit mit der Berliner Universität gegründet worden war, berufen wurde. 30 Jahre hindurch bekleidete er diese Stellung, sein Ruf als Lehrer und Operateur zog Hunderte von Schülern und Kranken aus allen Gegenden nach Berlin. Von seiner hohen wissenschaftlichen Bedeutung legen neben vielfachen Monographien die grossen Sammelwerke: das „Encyclopädische Wörterbuch der medicinischen Wissenschaften" und das „Journal der Chirurgie und Augenheilkunde", herausgegeben von v. Graefe und v. Walther, welche seiner Anregung ihr Entstehen verdanken, und in denen er seine vielfachen Erfahrungen niedergelegt hat, beredtes Zeugniss ab. Das reiche Feld seiner augenärztlichen Thätigkeit schildern getreu die von ihm in den Jahren 1817—1833 herausgegebenen „Berichte über das klinische-chirurgisch-augenärztliche Institut der Universität Berlin." — „Die Ausziehung des grauen Staares durch den aufwärts geführten Hornhautschnitt — heisst es im Berichte über die Leistungen des Jahres 1826 — wurde zu Berlin während des November 1826 zum ersten Male, und zwar mit dem günstigsten Erfolge, ausgeführt". — Ueber „Bildung künstlicher Pupillen", — sagt der Jahresbericht für 1833 —: die in Preussen zuerst in unserem Institute geübte und von hier aus seit 24 Jahren vielfach verbreitete Coremorphose vollzogen wir u. s. w. — Kein, fromme Wünsche in sich schliessendes, oder als Aushängeschild berechnetes Programm, sondern eine von Hunderten von Augenzeugen oder vielmehr Theilnehmern bestätigte Thatsache ist es, wenn Carl Ferdinand von Graefe im Jahresberichte für 1827 sagt: „Sämmtliche Kranke (1134 chirurgische und 431 Augenkranke) konnten von den Zuhörern genau beobachtet werden, da sie, ohne Ausnahme, in den klinischen Stunden behufs der Diagnose und Festsetzung des Kurplanes vorgestellt, da ferner alle wichtigeren im Verlaufe jedes einzelnen Falles wahrgenommenen Veränderungen öffentlich erörtert wurden, und da jedem Kliniciste der Zutritt zu den gewöhnlichen Hospital-Visiten offen stand. Zugleich wurden die Praktikanten bei dem Aufzeichnen der Recepte, bei diätetischen Verordnungen, bei Vorbereitungen und Anlegungen von Verbänden, so wie bei Verrichtungen von Operationen, unter der nöthigen Aufsicht zum selbstständigen Handeln möglichst hingeleitet." — „In jenen Einrichtungen mag der Grund liegen, dass die Anstalt auch während des verflossenen Jahres von 220 Zuhörern besucht ward. Mehrere derselben waren aus entfernten Gegenden anhergereist und zum Theil von den fremden Regierungen unmittelbar an die Direktion der Anstalt gewiesen." —

Trotz aller seiner unbestrittenen Verdienste hatte der ältere Graefe das Unglück, als er am 4. Juli 1840 starb, den genialen Dieffenbach zum Nachfolger zu erhalten, und — er ward rasch vergessen. Und nicht er allein ward vergessen an der Stätte, die er geschaffen und der er lange Jahre hindurch seine besten Kräfte gewidmet hatte, mit ihm zugleich ward es auch die Augenheilkunde. In den ersten Jahren nach seinem Tode wurden wohl noch Augenkranke in der Klinik ambulatorisch behandelt, doch hörte dies allmälig ganz auf, und von Augenoperationen verrichtete Dieffenbach bekanntlich nur Schiel- und plastische Operationen.

Es war somit dem Vater vom Schicksal nicht vergönnt, die Erziehung Albrecht's über dessen zwölftes Jahr hinaus zu leiten; diese Aufgabe fiel der Mutter, Auguste geb. von Alten, anheim, welche ihren Gatten eine lange Reihe von Jahren überlebte und den Stolz genoss, einen Sohn zu besitzen, dessen Ruhm alle Welttheile erfüllte und den des trefflichen Vaters bei weitem überstrahlte.

Von seinen Geschwistern, zwei Brüdern und zwei Schwestern, zu denen allen Albrecht stets die herzlichsten Beziehungen hegte, hing er mit zärtlicher Liebe an seiner ältesten Schwester Ottilie (Frau von Thile), und diese Liebe, welche von derselben mit treuer fast mütterlicher Sorge um sein Wohl werkthätig erwiedert wurde, hat ihn während seines ganzen Lebens beglückt und erhoben und auch noch seine letzten Stunden versüsst. Frau von Thile ist jetzt seinen früh verwaisten Kindern mit derselben Treue und Aufopferung eine liebende Mutter.

Durch guten häuslichen Privat-Unterricht gediegen vorbereitet, absolvirte Albrecht sehr rasch und glänzend die Gymnasialklassen. Ihn zeichneten, nach dem Zeugnisse seiner Mitschüler, dieselben geistigen Eigenschaften schon damals aus, welche später sein Wirken so fruchtbringend machten. Seinen äusserst scharfen Sinnesorganen entsprach der scharfe durchdringende Verstand. Staunen erregend waren seine schnelle Auffassung auch der schwierigsten Probleme und seine gewaltige Combinationskraft. Langes Grübeln über die beste der Varianten eines Schriftsteller-Textes oder mühevolles Aussuchen des besten Satzbaues in einem selbstverfassten Aufsatze, war nicht seine Sache, ihm kam es nur auf den geistigen Gehalt einer Schrift an, ebenso wie er unbedenklich — einen vielleicht nicht ganz correkten Ausdruck anwendete, wenn dieser nur präcis wiedergab, was er bezeichnet wissen wollte. Das Studium der Mathematik behagte ihm sehr, weil die Probe stets mit absoluter Sicherheit zeigte, dass seine Deduktionen und Schlussfolgerungen die richtigen gewesen seien. Während dieser Schulzeit entwickelte sich bei ihm jene hinreissende persönliche Liebenswürdigkeit, welche jeden, der ihm nahe trat, unauflöslich und für immer in seinen Bann that.

Herbst 1843 bezog er, noch nicht 16 Jahre alt, die Berliner Universität. Zu dem selbst gewählten Studium der Medicin war er bereits vorbereitet durch Privat-Unterricht in der

Chemie, Physik und Mineralogie, welchen er während der letzten Gymnasialjahre in seinem eigenen, kleinen aber wohl eingerichteten Laboratorium von dem bewährten Chemiker Professor Rammelsberg empfangen hatte. Neben den Koryphäen der Naturwissenschaften, einem Mitscherlich, Heinrich Rose, Magnus, Dove, Kunth, Lichtenstein, Weiss, Gustav Rose, Poggendorf, Erman glänzten damals in der medicinischen Fakultät Johannes Müller, Dieffenbach, Schoenlein, Hecker, Busch, Joseph Schmidt, denen sich — als klinischer Lehrer eben so hoch geschätzt wie wegen seiner vernichtenden Kritik gefürchtet — E. Wolff, und als gediegenster Kenner der allgemeinen wie chirurgischen Anatomie und als berühmter Leiter der chirurgischen Operationsübungen Schlemm anreihte, während Romberg in seiner „Propädeutischen Klinik" die Lehren der Engländer über Nervenkrankheiten durch eigene Untersuchungen für den Unterricht praktisch verwerthete. Klinik der Augenkrankheiten verbunden mit Operationen hielt Professor Jüngken im Winter 2mal, im Sommer 1mal wöchentlich neben seiner chirurgischen Klinik im Charité-Krankenhause. Diese Klinik war vom Tode Carl Ferdinand's fast bis zum Auftreten Albrechts von Graefe der einzige Quell, aus welchem die Berliner Studenten Belehrung in der Augenheilkunde schöpfen konnten, so wie Jüngken während dieser Zeit als der alleinige Consulent seiner Collegen und der einzige Rettungsanker aller Berliner Augenkranken erscheint.

Die Diagnosen, welche in dieser Klinik gestellt wurden, waren conform der Nomenklatur in dem Jüngken'schen „Handbuche der Augenheilkunde", welches, wie in jedes Berliner Mediciners, so auch in Graefe's Händen während seiner Studienzeit sich befand.

Die jüngere Berliner Schule bildeten der anatomische Prosektor Ernst Brücke, die Privatdocenten Du Bois Reymond, Traube, Leubuscher, Reinhard, Remak, endlich

Rudolf Virchow, welcher nach Froriep's Fortgange von Berlin 1846 die Prosektur im Charité-Krankenhause übernommen hatte und den Berliner Studenten zuerst pathologisch-anatomische Demonstrationen an frischen Präparaten hielt, während Johannes Müller in seinem Colleg über „Pathologische Anatomie“ nur getrocknete und in Spiritus aufbewahrte vorgezeigt hatte. Ebenfalls hierher zu rechnen ist Boehm, der durch seine Monographie „Ueber das Schielen“ die neue Richtung bekundete, welche die Augenheilkunde bereits, wenn auch nicht in Berlin und auf den anderen Preussischen Universitäten, doch sonst überall eingeschlagen hatte, und der nach dieser Monographie zu urtheilen, noch viel zu leisten versprach. Doch wie Böhm mit der oben erwähnten jungen Berliner Schule weder persönliche noch wissenschaftliche Verbindung unterhielt, so stellte er sich später auch der Graefe'schen Schule feindlich gegenüber, und seine nachfolgenden literarischen Produkte haben den Werth nicht mehr, den jene Erstlingsarbeit noch heute besitzt.

Die Berliner Studenten in den vierziger Jahren unseres Jahrhunderts waren noch Epigonen von Hegel. Auch Graefe beschäftigte sich in den beiden ersten Semestern eifrig mit dem Studium Hegel'scher Philosophie. Der glänzenden Dialektik dieses Philosophen, der bis zur höchsten Spitze getriebenen Ausbildung des formalen Denkens entsprach seine eigene geistige Gewandtheit, ein beliebiges Thema über welches er sich gerade unterhielt, nach allen Seiten hin zu beleuchten und eine daran seinerseits geknüpfte Behauptung ernstlich oder zum Zeitvertreib mit wahren oder Scheingründen so beharrlich und schlagend durchzuführen, dass es nur sehr wenige gab, welche in diesem geistigen Kampfe mit ihm nicht entweder unterlagen oder ermüdet sich selbst für überwunden erklärten. Neben der Philosophie trieb Graefe in dieser Zeit auch noch Mathematik; bald jedoch nahmen die naturwissenschaftlichen und medicinischen Studien seine ganze Zeit in

Anspruch. So weit es möglich, vermied Graefe rein theoretische Collegien zu hören, auch hat er Collegienhefte niemals nachgeschrieben oder ausgearbeitet; sein vorzügliches Gedächtniss bewahrte treu, was ihm von dem Gehörten sein scharf sichtender Verstand als der Aufbewahrung werth überlieferte, und angestrengte, über Nächte sich erstreckende häusliche Lektüre ergänzte vollständig, was er aus den Hörsälen und Kliniken entweder ganz in seinem Gedächtnisse oder auch auf flüchtig hingeworfenen Notizen heimgebracht hatte. Von den Naturwissenschaften trieb er auch jetzt, wie schon als Gymnasiast eifrig Chemie, Physik und Krystallographie, Botanik und Zoologie hatten weniger Interesse für ihn. In der Medicin erkannte er Johannes Müller, Schönlein und Dieffenbach stets mit grösster Dankbarkeit als seine Lehrer an; mit derselben hohen Achtung und Anerkennung sprach er von Schlemm, von dem leider zu früh freiwillig aus seiner Lehrthätigkeit in der Charité zurückgetretenen E. Wolff und von Romberg. Aber mächtiger wie alles andere regten ihn die Vorträge Virchow's an; mit Heisshunger verschlang er die ersten 1845 — 47 erschienenen Arbeiten desselben. Ihm, bei dem der treffliche Vater gesorgt hatte, dass schon in der Jugend naturwissenschaftlicher Unterricht an die Stelle unnützen oder verderblichen Zeitvertreibes trat, ihm, der durch Begeisterung für das Schönlein'sche naturwissenschaftliche System hinlänglich vorbereitet war, ihm musste der kolossale Fortschritt, der in den Virchow'schen Untersuchungen sich geltend machte, klarer und vollständiger einleuchten, als vielen seiner Commilitonen, die sich nur gar zu schwer von der damals immer noch herrschenden Ontologie in der Medicin losmachen konnten. Virchow's Einfluss ist in allen Schriften Graefe's nachzuweisen, an der streng experimentell - physiologischen Methode seiner Untersuchungen und der steten Anlehnung einerseits an die klinische Erfahrung, andererseits an die Resultate exakt ausgeführter Sektionen.

Diese Methode musste mit zwingender Nothwendigkeit dahin führen, an die Stelle des Begriffes vom „Krankheits-Wesen“ die Lehre vom „krankhaften Processe“ zu setzen, eine Lehre, welche in unserem Jahrhundert zuerst von den Franzosen aufgestellt, dann von der Wiener Schule unter Führung von Rokitansky und Skoda weiter ausgebildet worden ist, aber erst durch Virchow und seine Mitarbeiter diejenige allgemeine Geltung erlangt hat, welche sie heutigen Tages besitzt.

Das "Archiv für pathologische Anatomie und Physiologie und für klinische Medicin“ wurde von Virchow und Reinhardt im Jahre 1847 gegründet. Bereits zu Anfang des Jahres 1844 war das erste Heft der „Vierteljahrsschrift für die praktische Heilkunde“, herausgegeben von der Prager medicinischen Fakultät, erschienen. Alle in den ersten Bänden dieser Zeitschrift enthaltenen Abhandlungen tragen bewust und sicher den Stempel der pathologisch-anatomischen Richtung an sich, und bald waren die Namen der Verfasser, eines Oppolzer, Jaksch, Hammernyk, Ditterich, Halla, Löschner, Weller, Kiwisch von Rotterau, Lange, Pitha, Blažina, Arlt, Hasner von Artha, Ryba in Norddeutschland eben so bekannt wie die Namen Rokitansky und Skoda. In demselben Jahre 1847, in welches die Gründung des Virchow'schen Archiv's fällt, erschien ebenfalls in Berlin eine epochemachende Schrift: „E. Brücke Anatomische Beschreibung des menschlichen Augapfels“. Seit Zinn's berühmtem Werke: Descriptio anatomica oculi humani iconibus illustrata. Altera vice edita et necessario supplemento novisque tabulis aucta, ab Wrisberg, Anatomes professore Goettingense. Goettingae 1780 — war keine diesen Gegenstand behandelnde Monographie veröffentlicht worden. Daher kam es dass alle in den 30 und 40er Jahren herausgegebenen Lehrbücher der Augenkrankheiten die ersten Capitel der „normalen Anatomie des Auges“ widmeten. Dies ist sogar noch mit Helmholtz's „Physiologischer Optik“ der Fall, welche doch viel später, die erste

Abtheilung im Jahre 1856, erschien. So wenig traute man den Medicinern die genaue Kenntniss von dem Baue des edelsten Sinnesorganes zu.

Während der letzten Studienjahre begannen bei Graefe jene inneren Kämpfe, welche erst später in den Reisejahren zur Entscheidung kamen. Er musste mit sich selbst darüber einig werden, ob innere Medicin, ob Chirurgie und Augenheilkunde oder ob Augenheilkunde allein später das Feld sein würde, welches er mit Vorliebe bebauen wolle. Dass er kein gewöhnlicher praktischer Arzt werden, dass er die akademische Laufbahn einschlagen würde, das stand bei ihm selbst, wie bei allen, die ihn näher kannten, über allen Zweifel erhaben fest. Aber worin wollte er dociren? Zum inneren Kliniker befähigten ihn seine scharfe Beobachtungsgabe und seine gewaltige Combinationskraft in ungewöhnlichem Grade, aber eine, wohl vom Vater überkommene Neigung zu operativer Thätigkeit überwog, und es schien Anfangs, als solle die Chirurgie der Schauplatz seines zukünftigen Wirkens werden. So blieb es vorläufig wenigstens unentschieden, obwohl in seinem Innern, anfangs vielleicht ihm selbst unbewusst, der Gedanke, speciell Augenarzt, Operateur und Docent der Augenheilkunde zu werden, sich still aber fest eingewurzelt hatte. Von der angestrengten geistigen Thätigkeit Graefe's, so wie von seinen inneren Kämpfen während dieser Zeit, war äusserlich nichts zu merken. Graefe war ein die Geselligkeit im höchsten Grade liebender, recht von Herzen fröhlicher, zu jedem lustigen Streiche jugendlichen Uebermuthes aufgelegter Student. Vor allem liebte er Männer-Gesang, und Quartett oder Chor begleiteten und würzten fast immer die abendlichen Zusammenkünfte. Einmal wöchentlich, am Sonnabend, dem allgemeinen studentischen „Kneipabende“ versammelte er in den Sommermonaten eine Anzahl intimer Freunde und Studiengenossen bei sich auf der schöngelegenen elterlichen Villa im Berliner Thiergarten, und an derselben Stätte, wo bei des Vaters Lebzeiten die feine Welt in geistreichen Gesprächen sich bewegt hatte, tummelte sich jetzt eine muntere Schaar ausgelassener Musensöhne, die erst, wenn der Morgen graute, das gastliche Haus verliessen um nach der Stadt zurückzukehren.

Am 21. August 1847 erhielt Graefe aus den Händen des Dekans Johannes Müller, desselben, der ihn 4 Jahre früher bei der Fakultät inscribirt hatte, die medicinische Doktorwürde. Seine Inaugural-Dissertation führt den Titel: de bromo ejusque praeparatis, und zerfällt in 3 Abschnitte, in eine pars chemica, welche von der Entdeckung des Broms durch Balard im Jahre 1826, von den chemischen und physikalischen Eigenschaften und den Verbindungen desselben handelt, in eine pars secunda continens effectus bromi physiologicos, und in eine pars tertia continens effectus bromi therapeuticos. Im ersten und dritten Abschnitte giebt Graefe, was er aus der betreffenden Literatur seiner Zeit gesammelt und gesichtet hat, im zweiten führt er die folgenden Resultate der sowohl von seinen Vorgängern als von ihm selbst angestellten Versuche an Thieren auf:

1) Adautae secretiones et excretiones, speciatim urinae aquosae et opalescentis nec non faecum.

2) Augmentum resorptionis quod fortasse solo illo effectu fortasse specifica etiam virtute inducitur.

3) Minimae portiones oppleto ventriculo datae, ita ut cum ejus parietibus contactum non ineant, digestioni haud obsunt, imo adaucta epithelii regeneratione, eam incitant, appetentiam evehunt, faeces molliores reddunt.

4) Majores doses vasorum systema irritant, sanguinis congestiones et inflammatorias affectiones organorum glandulosorum principum, hepatis, pulmonum etc. evocant.

5) In nervos kalium bromatum directe non influit, musculorum actionem infringit spasticaque symptomata haud dubie per debilitatem irritabilem ciet; nausea, vomituritiones etc. locali tantum effectui debentur.

6) Per cutem quoque absorbetur.

Unter den von ihm aufgestellten Thesen ist eine bemerkenswerth: amaurosis non est morbus sed symptoma.

Im Winter $18^{47}/_{48}$ legte er die medicinische Staatsprüfung ab, mit dem Zeugnisse: „Vorzüglich und als Operateur", im Sommer 1848 das geburtshülfliche Examen, welches damals noch von den übrigen Prüfungen getrennt war.

In demselben Sommer 1848 wüthete die Cholera in Berlin. Graefe, welcher mehreren befreundeten Collegen das Tannin als wirksames Mittel zur Bekämpfung derselben empfohlen hatte, und dem viele günstige Resultate mitgetheilt wurden, sah sich veranlasst, sofort eine kleine Brochüre mit dem Titel: „Das Tannin als Heilmittel gegen die Cholera" drucken zu lassen. In späteren Zeiten hat er keinen Werth mehr auf dieses literarische Erstlingsprodukt gelegt. —

Wissenschaftliche Reisen.
1848 — 1850.

Wer in den Jahren 1848 und 1849 in Berlin noch Student der Medicin war und vorwärts strebte, der ging zu Virchow nach Würzburg, wohin derselbe einen höchst ehrenvollen Ruf als o. ö. Professor der Pathologischen Anatomie erhalten hatte, als er gezwungen wurde, seines politischen Verhaltens wegen, seine Stellung im Berliner Charitékrankenhause aufzugeben. Wer bereits die Staatsprüfung abgelegt hatte, und es ermöglichen konnte, der ging zu weiterer Ausbildung nach Prag, Wien und Paris.

Graefe ging im Herbste 1848 ebenfalls zunächst nach Prag, welches bei seiner Ankunft noch aller Orten die frischen Spuren des Haynau'schen Bombardements zeigte. Von dort schreibt er an einen Freund in Berlin: „Sehr gut ist es für uns, dass nach dem Bombardement die meisten fremden Mediciner sich aus Prag entfernt haben, so dass wir nur 10 — 12 sind, die an den Privat-Kursen Theil nehmen." In einem anderen, von ihm inspirirten vom 4. December 1848 datirten, Briefe heisst es: „Ganz anders ist das medicinische Treiben in Prag als in unserem Berlin. Welch' ein himmelweiter Unterschied zwischen unseren arroganten, inhumanen Professoren und den liebenswürdigen, bescheidenen Primärärzten Prag's, welche meist auch die Würde eines Professors bekleiden. Erlaube, dass ich Dir so kurz als möglich eine Schilderung von der Liebenswürdigkeit dieser Leute machen darf. Aus den Zeitungen wirst Du ersehen haben, dass Oppolzer nach Leipzig berufen worden. Er folgte diesem Rufe mit Freuden, weil er, wie ich glaube, mit Recht ahnt, dass die hiesige Universität eine czechische Reorganisation erfahren dürfte. Kein Deutscher Docent würde sich in diesem Falle in Prag glücklich fühlen, kein auswärtiger Arzt würde dann noch nach Prag gehen, die medicinische Wissenschaft würde auf's höchste gefährdet sein. Wegen Oppolzer's schneller Abreise konnten wir nur einmal Visite mit ihm machen, haben daher auch kein Urtheil über ihn. Nur so viel hörten wir überall, dass man ihn ungern von Prag — sogar auf Czechischer Seite — scheiden sieht. Oppolzer's Klinik hat Professor Jaksch übernommen, der bis dahin der medicin-chirurgischen Klinik vorgestanden hatte. Durch einen alten Bekannten, Dr. J, aus Hamburg, wurden wir diesem Manne vorgestellt. Er empfing uns sehr freundlich; welch' freundlicher Empfang nicht blos momentan war, sondern fortdauerte, ja sogar sich steigerte. Mit ihm machten wir des Morgens die Visiten bei den Kranken, da erst Mitte November die klinischen Vorlesungen beginnen sollen. Bei diesen Visiten zeigte uns Professor Jaksch stets die interessantesten Fälle, besprach diese mit uns, winkte uns herbei, um exquisite auskultatorische Erscheinungen zu hören und dergleichen mehr. Diese für uns im höchsten Grade interessanten Visiten dauerten wenigstens 2½ Stunde, zum grossen Verdrusse der Secundärärzte. — Vor Beginn der Kliniken werden die Vorlesungen gehalten. Jaksch liest gegenwärtig, auf Wunsch seiner Zuhörer über Gehirnkrankheiten, und diese Vorträge sind, da sie auf pathologischer Anatomie basiren, höchst interessant. — Bei der sehr gründlichen Untersuchung der Kranken dominiren die Perkussion und Auskultation; die anderen objectiven Zeichen, und beinahe auch die subjectiven, werden daneben fast ganz vernachlässigt. — Ueberraschend war für uns die Therapie dieser Herren.

Ein Theil der Prager Schule, repräsentirt durch Hammernyk, den ersten Schüler Skoda's, giebt principiell nichts, oder höchstens — neben der Regulirung der Diät, — Narcotica zur Linderung der Schmerzen; der andere Theil, durch Jaksch repräsentirt, wendet noch einige Mittel an. Dass letztere nicht mehr verordnen, kommt daher, dass sie selbst von vielen Arzneien keinen Nutzen gesehen haben, und auf die Erfahrung Anderer nichts geben. — Sehr bedauern wir, dass aus dem angekündigten Repetitorium über Auskultation und Perkussion bei dem geistreichen (doch auch oft paradoxen) Professor Hammernyk, der jetzt die Klinik von Jaksch übernommen hat, nichts geworden ist, da derselbe plötzlich nach Kremsier gereist ist. — Einen ausgezeichneten, im höchsten Grade instruktiven Kurs über pathologische Anatomie haben wir beim Professor Ditterich angenommen, in welchem nicht nur die täglichen sehr zahlreichen Sektionen, sondern auch die Präparate des Prager pathologisch-anatomischen Cabinets sehr gründlich durchgenommen werden; und es ist bekannt, welche vorzügliche Präparate das Cabinet besitzt. — Die chirurgische Klinik des Prof. Pitha besuchen wir nur selten. Dagegen wird sehr viel auf eigene Faust operirt. Durch einen soliden Contrakt, den wir mit dem Anatomie-Wärter abgeschlossen haben, werden uns viele Leichen zur Disposition gestellt. Für einen Cadaver geben wir 2 Zwanziger (13¼ Sgr.). An 30 Leichen haben wir bereits Amputationen und Exartikulationen nach Schlemm gemacht, an 50 etwa die Unterbindungen geübt. Graefe besonders beschäftigt sich sehr angelegentlich mit diesen Uebungen, und zwar nicht nur praktisch, sondern auch theoretisch, indem er operative Anatomie am Kadaver studirt, und sich bemüht, Verbesserungen der Schlemm'schen Methode aufzufinden, was ihm auch schon in einigen Fällen (z. B. bei Unterbindung der subclavia) gelungen ist. Bei den Unterbindungen gebrauchen wir das Messer nur zum Hautschnitte; sonst wird alles unblutig durch Dilatiren mit der Hohlsonde ausgeführt, was ungemein praktisch und sehr zu empfehlen ist, indem man hierbei Blutungen aus den Venen vermeidet. — Schliesslich muss ich erwähnen, dass wir hier auch Augenheilkunde treiben. Der Ophthalmologe, Professor Arlt, benimmt sich gegen uns mit einer Höflichkeit und Liebenswürdigkeit, welche die von Jaksch wenn möglich noch übertrifft. Mit unermüdlichem Eifer demonstrirt er uns ambulante und stationäre Kranke, theilt er uns die neuesten Untersuchungen in der Ophthalmologie mit, wobei er sich selbst nicht selten als Phantom hergiebt. Ein Repetitorium über Augenkrankheiten und Augenoperationen hat Graefe bei dem Assistenten Arlt's, Dr. Pilz, angenommen, der nicht alten Unsinn, sondern die neuesten Beobachtungen und Untersuchungen (so von Sichel besonders) vorträgt. Graefe diktirt uns die Pilz'schen Vorträge, und legen wir auf diese Weise ein wirklich gutes Heft an." —

Graefe hat später oft beim Anblicke dieses Pilz'schen Heftes gelächelt, doch hat er stets dankbar anerkannt, dass dieser Curs den Grund zu seinen ophthalmologischen Kenntnissen gelegt habe — allerdings aber corrigirt und geläutert durch den regen persönlichen Verkehr mit Arlt.

Ende der funfziger Jahre sagte Graefe auf einer Schweizerreise wörtlich folgendes zu einem Jugendfreunde: „Wenn ich so an unsere ophthalmologische Lernzeit zurückdenke, sage ich mir immer wieder, wie viel ich dem guten Arlt als Lehrer und Freund verdanke. Er hat mich in die Augenheilkunde eingeführt, er hat mir dieselben gediegenen Grundsätze eingeprägt, welche er selbst in Ausübung seiner Specialität befolgt, er zuerst hat mir gezeigt, wie ein Augen-Operateur beschaffen sein muss. Glaube mir, ohne Prag würden mir Paris und Wien kaum so viel genutzt haben, ja ich denke, ohne Arlt würde ich vielleicht garnicht als Ophthalmologe nach Berlin zurückgekehrt sein."

Eine wahre, auf gegenseitiger Hochachtung und Liebe beruhende Herzens-Freundschaft verband Graefe seit jener

Zeit mit Arlt. So viele persönliche Beziehungen ersteren auch mit den bedeutendsten Forschern seiner Zeit verknüpften, sein Herz gehörte doch vor allen Arlt; Arlt war gleichsam seine wissenschaftliche Jugendliebe.

Von Prag ging Graefe im Winter 1848/49 nach Paris. Auch dort kam er mitten hinein in die socialen Bewegungen, welche das Jahr 1848 hervorgerufen hatte. Graefe hat niemals selbstthätigen Antheil an der Politik genommen. In einem seiner Pariser Briefe entschuldigt er sich deshalb mit den folgenden Worten: „sage doch D.., er möge mich vorläufig nicht für einen politisch ganz schlappen Menschen halten; wenn meine Ueberzeugungen in dieser Beziehung auch sehr weitschichtig sind, so glaube ich — innerhalb der gesteckten Grenzen — doch ziemlich feste Grundsätze zu haben, für deren Vertretung ich zu jedem Opfer bereit bin.“ — Die ihn näher kannten, wussten wohl, was jene Worte: „innerhalb der gesteckten Grenzen“ bedeuteten. Auf die Rednertribüne zu steigen und dort zu glänzen, sei es, wie die Jahre 1848 und 1849 es mit sich brachten, auf öffentlichem Markte, oder sei es im Parlamente, wohin der politische Strom allmälig geleitet worden, — das war ihm nicht gegeben. Aber in seinem Auftreten als Lehrer und Arzt, in seinem Kampfe gegen die büreaukratische Bevormundung, welche damals in Preussen unter Raumer eben aufblühte, um später unter Mühler zur herrlichsten Entfaltung zu gelangen, zeigte er, dass Freisinnigkeit und Unabhängigkeitsgefühl die Grundzüge seines Charakters bildeten. Freisinnig, fast bis zur gänzlichen Vernachlässigung der historischen Ueberlieferung, waren seine ophthalmologischen Lehren, und gebeugt vor irgend Jemandem hat er sich keinen Augenblick in seinem Leben. So vielfach er auch mit den Fürsten der Welt, wie mit den Fürsten der Wissenschaft in Berührung gekommen ist, immer trat er ihnen gegenüber mit dem Gefühle hoher persönlicher Würde, und weder ein huldvolles Lächeln noch die scharfsinnigste oder geistreichste Deduktion konnte ihn bewegen, seiner Ueberzeugung auch nur um den kleinsten Theil einer Linie untreu zu werden.

In Paris fühlte sich Graefe gleich bei dem ersten längeren Aufenthalte körperlich und geistig so behaglich, dass er während seines kurzen Lebens regelmässig am Ende seiner alljährlichen Ferien- und Erholungsreisen mehrere Wochen dort zubrachte, und dass ein augenärztlicher Wirkungskreis in Paris fortan das Ideal seiner Wünsche blieb.

Graefe hatte als Kind die diesem Lebensalter eigenthümlichen Krankheiten leicht überstanden, er war ein knochenstarker, wohl proportionirter, schlanker Jüngling geworden, dessen kräftige Gesundheit die fröhlichen Studentenjahre nicht gefährdet hatten. Nur grosse Empfindlichkeit gegen kalte Luft war ihm eigen, und eine gewisse Reizbarkeit des Kehlkopfes, welche er nach einer Chlor-Explosion in seinem Privat-Laboratorium zurückbehalten hatte. In beiden Beziehungen übte das milde Pariser Klima den wohlthätigsten Einfluss auf sein körperliches Befinden aus.

Auch in geistiger Beziehung fühlte sich Graefe sofort in Paris heimisch. Der in französischer Sprache ertheilte Unterricht auf dem Gymnasium, welches er besuchte, hatte ihn von Jugend auf mit der Sprache und der Literatur des französischen Volkes vertraut gemacht. Obwohl in seinem Innern durch und durch deutsch, und von glühendster Liebe zu seinem deutschen Vaterlande erfüllt, ward er doch durch die französische Eigenthümlichkeit des savoir faire und savoir vivre — wie er sich ausdrückte — im höchsten Grade angenehm berührt. Die Liebenswürdigkeit, welche die Pariser Gesellschaft im Umgange zeigt, entsprach seiner eigenen persönlichen Liebenswürdigkeit. Die französische schnelle Beweglichkeit des Geistes, der esprit, waren ihm sympathischer, als die beschauliche Existenz so vieler deutchen Gelehrten. Aus dem vollen, ihn umgebenden, ihn umtobenden Leben wollte er greifen, und — hat er gegriffen, sich selbst, aber noch viel mehr seinen Mitmenschen zum Nutzen und Heil. Dazu kam, in speciell medicinischer Hinsicht, der Unterschied zwischen Paris und Berlin, ein Unterschied, wie er greller nicht sein konnte. In Berlin ein einziges, dem Unterrichte gewidmetes Krankenhaus, welches dem Militär gehörte, und in welchem während Graefe's Studienzeit diejenigen Studirenden der Medicin, welche nicht das Glück hatten, den militärärztlichen Bildungsanstalten, der Pepinière und der Militär-Akademie anzugehören, nur als geduldete Eindringlinge betrachtet wurden. Ob ihnen Gelegenheit ward, etwas zu sehen und zu lernen, oder nicht, das hing einzig und allein von dem guten Willen und der persönlichen Liebenswürdigkeit der dirigirenden Aerzte, d. h. der Stabsärzte, und ihrer Assistenten, der Charité-Chirurgen, ab. Dagegen in Paris eine Fülle trefflich eingerichteter Hospitäler mit überreichlich sich darbietendem Material, dessen fast uneingeschränkte Benutzung jedem Studirenden, vor allem aber jedem fremden Arzte mit nicht hoch genug anzuerkennender Liberalität dargeboten wurde. Auch die physiologischen und chemischen Laboratorien dieser Stadt bildeten einen merkwürdigen Gegensatz zu dem historisch gewordenen — Corridore des Berliner Universitätsgebäudes, mit welchem sich Du Bois Reymond bis auf den heutigen Tag hat behelfen müssen.

Ein Brief Graefe's, Mitte Mai in Paris geschrieben und an einen Jugendfreund und Collegen in Berlin gerichtet, möge für den Mediciner wie für den Menschen Graefe als werthvolles Bruchstück einer Autobiographie dienen.

„. . . . Du weisst, dass ich maserukrank, oder richtiger masernreconvalescent bin, und der status virium ist noch ein so kläglicher, dass ich mich für jede Viertelstunde des Schreibens eine halbe Stunde in horizontaler Lage auf dem Sopha ausruhen muss. Eigentlich ist nun dies sehr natürlich, wenn ich erwäge, dass ich nach zwölftägigem Unwohlsein resp. achttägigem Bettliegen, vorgestern zum ersten Male aufgestanden bin, aber Du kennst von Alters her meine lächerliche Ungeduld, wenn ich mich bei meinen Beschäftigungen an die „Gebrechen des Herrn von corpus stosse.“ — Das soll mich aber nicht abhalten, Dir einige Mittheilungen aus unserem Pariser Leben zu machen.“

I. Wissenschaft. Paris ist für die Mehrzahl der Menschen nicht zum Arbeiten geschaffen, weil es an wirklich wissenschaftlichen Anregungen arm, dagegen sehr reich an Zerstreuungen aller Art ist. Du weisst nun aber, Dein alter Freund Graefe ist ein etwas verrückter Kerl; sein Vergnügen besteht in einem richtigen L'hombre, resp. Whist, und vor allem in dem fidelen Umgange mit liebgewonnenen Menschen; aus sogenannten Bekanntschaften, gesellschaftlichen Vergnügungen, und den üblichen Zerstreuungen macht er sich nicht viel. Kann er nicht seine wahren Freunde haben, so begnügt er sich ganz gern mal auf eine Zeit lediglich mit dem Genuss, den er in seinen Studien findet. So in Paris. Nur das Nothwendigste wird angesehen. Mache ich alle die Concerte, Bälle, Theater mit, so ist es mit dem gesammten Studiren aus, und da es mich im Grunde nicht anspricht, so bleibt der Katzenjammer nicht aus, Ich ziehe es vor, die letzten 14 Tage oder 3 Wochen vor der Abreise rite zu durchbummeln und alles zu sehen. Also geochst wird in Paris sehr scharf. Ich gehe nun die Gegenstände meiner Thätigkeit kurz durch. 1. Von der inneren Medicin mache Dir keine Vorstellungen. In den Kliniken verbummelt man ohne Vortheil die Zeit. Die Diagnose ist nicht so exact wie in Prag, die Therapie nicht so rationell wie in Berlin — Vorträge breit, leer — Studenten in Unmasse — Krankenbeobachtung und Untersuchung meist unmöglich. Ich beschränke mich daher darauf, all' die hiesigen Abtheilungen und Persönlichkeiten mit ihren Methoden u. s. w. in einem 2 oder 3 mal wiederholten Besuche mehr der Curiosität wegen kennen zu lernen. Die Kliniken von Bouillaud, Chomel, Rostan sind wenig instruktiv, Piorry ist ganz verrückt. — Am liebsten gehe ich noch zu Louis, obwohl derselbe stets heiser ist, kein Wort spricht. Demnach beschäftigt mich die innere Medicin direct nur ein oder zwei mal die Woche in den Frühstunden von 8—10 Uhr. 2. Etwas vortheilhafter ist der Besuch der chirurgischen Säle. Das liegt nicht etwa in der Vorzüglichkeit der Professoren und Einrichtungen, sondern lediglich in der Natur des Materials, das ja meist nur eine Okularinspektion und höchstens Palpation erfordert, welche natürlich eher zu verrichten sind als eine genaue innere Untersuchung. Da das Material der Chirurgie in den 20 Hospitälern vereinzelt und zerstückelt liegt, so ist im Grunde auf jeder einzelnen Klinik auch nicht mehr zu sehen, als bei uns. Deshalb besuche ich von den Chirurgen regelmässig nur Malgaigne, welcher viel originelles und interessantes benutzt; die anderen werden nur frequentirt, wenn grosse Operationen in Bänken sind oder Raritäten in den Sälen liegen, was man aber von den Bekannten bald erfährt. Die Franzosen operiren gut, verbinden schlecht. — 3. Die Hauptsache in Paris besteht offenbar im Studium der sogenannten medicinischen Specialitäten. Hierin kann man enorm viel sehen und lernen, aus dem einfachen Grunde, weil in denselben das Princip der grössten Concentration herrscht und auch die Specialisten verhältnissmässig gründlicher sind als die encyclopädischen französischen Gelehrten. Ich habe es schon nach wenigen Wochen hinlänglich erkannt, dass hierin die eigentliche pointe von Paris besteht.

α. Obenan steht das Augenfach. Die Kliniken von Sichel und Desmarres besuche ich beide regelmässig. Die erstere ist drei mal wöchentlich (jedesmal 4 Stunden), die letztere fünf mal (jedesmal 3 Stunden). Bei Sichel ist das Material enorm. Jedesmal kommen circa 40—50 neue und 200—300 alte Kranke. Diese Fülle des Materials giebt allein seiner Klinik Werth, denn seine Vorträge sind breit, langweilig, inhaltleer und gleichen mehr dem Geschwätze eines alten Weibes als wissenschaftlichen Expositionen. Von Operationen sieht man beinahe nur Extraktionen von Cataract (2—3 pro Woche) und von fremden Körpern bei ihm. Als Diagnostiker ist er firm, hat viel Routine, gehört aber sowohl in seinen nosologischen als therapeutischen Ideen ganz der alten Beer-Jäger-schen Schule an. — Bei Desmarres ist das Material weit geringer; es kommen jedesmal 6—8 neue und 50—60 alte Kranke. Dagegen sind seine Vorträge interessanter, seine Ideen und Verfahrungsweisen neu und lehrreich. Früher Schüler von Sichel ist er jetzt sein Gegner und Rival; Apostat der Beer'schen Schule nimmt er dem Auge die ganze esoterische Verfassung, die alte Heiligkeit und Unantastbarkeit, um mit ihm auf das allerkühnste und stellenweise roheste umzugehen. Er glaubt der Schöpfer der örtlichen Chirurgie des Auges zu sein; Cauterisiren, Scarificiren und Praracentesiren sind die Faktoren seiner Behandlung, und in der That sind die Resultate oft überraschend. Die Lehre von den specifischen Ophthalmien verpönt er; alle Vorsichten nach Operationen hält er für unnütz. Die künstlichen Pupillen, deren er in der Woche 10—12 macht, werden poliklinisch verrichtet, so dass die Kranken ganz fröhlich nach Hause spazieren. Ueberhaupt wird bei ihm rasend operirt. In der letzten Woche verging kein Tag ohne 3—4 Operationen. Sein déchirement centrifuge ist allerdings eine prachtvolle Methode. Er hat eine grosse manuelle Fertigkeit, und einige Operationen, wie das Umwenden der Augenlider und das Katheterisiren der Thränenpunkte macht er wirklich mit taschenspieleriger Fertigkeit. Ein gediegenes Urtheil über den ganzen Menschen würde mich zu sehr aufhalten; so viel aber steht fest, dass man bei ihm und seinen Methoden ausserordentlich viel beobachten und praktisch gewinnen kann, und dass man hier eine Frechheit erlangt, mit dem Auge umzugehen, wie wohl an keinem zweiten Orte. Ausserdem hat seine Klinik gegen die Sichel'sche noch andere wesentliche Vortheile: sie ist bequemer eingerichtet, weniger gefüllt, man sitzt hier, während man dort steht u. s. w. Sodann ist man bei ihm weit selbstthätiger; alle Diagnosen, Kurvorschläge werden von den Zuhörern gemacht; die geübteren verrichten Operationen und vertreten ihn, da er gewöhnlich fortgeht, ehe $^3/_4$ der Kranken absolvirt sind. Ich gehöre seit einer Reihe von Wochen zu seinen Auserwählten, weil ich Interesse für die Sache habe. Somit bekomme ich viele Operationen zu verrichten und vertrete ihn beinahe regelmässig, wobei ich mich natürlich sehr zusammennehmen muss, da die Anwesenden beinahe alle Specialisten sind. — So viel vom Augenfach.

β. Hautkrankheiten. Im hôpital St. Louis liegen 5—600 Hautkranke, und man kann auch hierin viel lernen. Die hiesigen Professoren gehören natürlich der alten Biett-schen Schule an, welche doch eigentlich eine wesen- und sinnlose Nomenclatur ist. Schadet aber nichts, die Leute haben enorme routine, und hat man sich erst in ein System eingearbeitet, so ist es nicht schwer, nachher die unzweckmässigen Vorstellungen und Bezeichnungen mit besseren zu vertauschen. Ich widme den ganzen Montag von 8—12 Uhr den Hautkrankheiten. Die ersten 2 Stunden sind den Krankenvisiten, die 2 letzten den Consultationen bestimmt, zu denen auch meist 3—400 Menschen kommen. Dieses Studium werde ich wohl bald an den Nagel hängen, da ich meinen Zweck bereits übermässig erreicht. Ich glaube nämlich, dass die Biett'sche Behandlung der Dermatosen das unwissenschaftlichste, unnaturgemässeste Ding ist, was es in der Medicin giebt. Auf unwesentlichen Grundlagen gebaut, auf widernatürlichen Trennungen fussend, zufällige Unterschiede urgirend, sachliche übergehend, hat dieses System blos durch sein historisches Recht sich praktisch eingebürgert. Von der Hebra'schen Lehre in Wien verspreche ich mir mehr. Mir kam es nur darauf an, zu sehen und in den mechanischen Schlendrian der systematischen Klassifikation zu kommen. Das ist erreicht. Nur in einigen Formen der syphilitischen Exantheme fühle ich mich noch recht unsicher; die studire ich aber lieber bei Ricord.

Die Haupt-Dermatologen in St. Louis: Gibert, Cazenave, Devergie, Bazin sind alle unmittelbare Schüler von Biett.

γ. Syphilis. Unter allen Franzosen ist Ricord offenbar der genialste, originellste. Denke Dir einen Menschen, der nie geht, sondern immer halb tanzt halb rennt, stets lacht, nie ein böses Gesicht macht, der nie ein ernstes Wort spricht, sondern nur Witze macht, den jeder einen Hanswurst nennen würde, wenn er nicht durch eine eigenthümliche Liebenswürdigkeit und Originalität Alle für sich gewönne. Ricord lebt wie ein Fürst, bringt jedes Jahr circa 80—100,000 Thlr., welche er einnimmt, durch, und ist der populärste Mensch in Paris. Er hält ein Colleg, worin er seine ganze scharfe und geistreiche Lehre, die freilich in Paris mehr Gegner als irgendwo anders hat, in einer continuirlichen Kette von Witzen vorträgt. Es sind immer gutmüthige, harmlose, kindliche, nie satyrische Witze, welche auf Kosten von Persönlichkeiten gemacht werden. Seine Kranken tragen ihn auf Händen. In den Sälen herrscht ein spasshafter, höchst familiärer Ton. Jeder Patient hat Anspruch auf einen Witz; bekommt Ricord an seinem Bette keinen zu Stande, so ruft er ganz einfach „Ricord" ohne Titel und Zusätze; Ricord erscheint und macht einen Witz. Ich möchte, um den Mann zu charakterisiren, Dir mal so 100 seiner Witze erzählen, doch geht dies nicht, weil seine ganze Erscheinung mit dazu gehört. Die Syphilis habe ich in Paris eigentlich erst kennen gelernt; ich glaube, dass man in Berlin ziemlich wenig davon versteht. Jeden Morgen bringe ich im hôpital du midi beim Assistenten von Ricord zu, der uns einen famosen Curs giebt. Dreimal in der Woche stellt er uns die neuen Kranken vor, und wir üben uns in diagnostischer Beziehung; dreimal trägt er uns am Krankenbette das Ricord'sche System vor; — Ausserdem folge ich Ricord's Vorlesungen. Ricord ist wohl zu dogmatisch, um nicht in einzelne Irrthümer zu verfallen, aber die Hauptsachen sind wahr, und damit hat er sein Feld auf den Standpunkt wisssenschaftlicher

Klarheit gebracht. Man kann ihn auch nur in Paris kennen lernen, da seine Werke alle nur vereinzeltes enthalten, was er zum Theil jetzt selbst desavouirt.

δ. Kinderklinik bei Trousseau, 2 mal wöchentlich. Man sieht pompöse Fälle und hört sehr rhetorische aber mit Paradoxen gespickte Vorträge. Trousseau ist aber doch wohl der erste unter den lebenden Kinderärzten, und man kann bei ihm in den verschiedenen Formen der meningitis infantum, der Exantheme, diphtheritis u. s. w. reiche Erfahrungen sammeln. Ich bin im Allgemeinen sehr zufrieden, obgleich ich mir daselbst meine morbillos geholt habe und gehe regelmässig hin. Alle diese Sachen beschäftigen mich nur Vormittags, d. h. bis gegen 4 Uhr, dann wird gegessen, und darauf beim Kaffee ein Bummelstündchen nebst Cigarre abgehalten. Dies dauert bis 6 resp. 6½ Uhr. Abends lese ich ziemlich constant, und da ich sehr viel lese, glaube ich die französische medicinische Literatur ziemlich vollständig zu kennen. Augenheilkunde, Physiologie, Hautkrankheiten, Syphilis, materia medica sind die Hauptgegenstände meiner Lectüre. — Von Zeit zu Zeit — obwohl sehr selten — wird ein Whist mit einem beliebigen Collegen gemacht; es ist recht hübsch, aber an den alten, wenn auch noch so bummligen, Berliner Whist reicht es doch nicht an. Mitunter gehe ich auch Abends aus, doch ist dies eine Ausnahme. — Nun schliesse ich mein Blättchen, dessen furchtbares Geschmiere wohl zum grossen Theile unleserlich ist, mit den herzlichsten Grüssen an all die lieben Freunde, mit welchen Du hoffentlich in lebhaftem Verkehre stehst. — Denkt Ihr denn auch daran, dass der Tag der Ankunft meines Briefes ungefähr mit dem zusammenfällt,*) wo Ihr früher den alten Genossen gemeinschaftlich mit Eurem Frühgrusse zu erfreuen

*) Es ist der 22. Mai, sein Geburtstag, an dem seit Frühjahr 1844 ein kleiner Kreis seiner intimsten Freunde ihn in aller Frühe auf dem schon oben erwähnten Landsitze seines Vaters „der Finkenheerd“ genannt,

pflegtet? Nun diesmal hat er von der Höhe seines Finkenheerdigen Geburtstagsbettes heruntersteigen müssen, und kommt ganz bescheiden mit seinen Zeilen als alter treuer Freund zu Euch getippelt. Es ist mir gewissermassen eine Genugthuung, Euch zu dem Tage schreiben zu können. Geistig bei Euch werde ich wahrhaftig sein, und wenn der Puls irgend ruhig geht, soll Euer Bild auf meinem weinbekränzten Freudentische stehen. Ich habe neulich, als ich krank war, geträumt, einer von Euch würde herkommen? Nun warum nicht?

Ich will 'mal dem Traume glauben und mich freuen. Die Gelegenheit hierher ist ja so leicht. Seid Ihr 'mal hier, so lebt Ihr bei uns, habt keine Kosten, und ein Heidenjubel wär's wahrlich. — Lasset Euch nur ja nicht einfallen Eure Briefe zu frankiren; die Briefe sind meine liebsten Ausgaben und ich wünschte mein halbes Geld an die Post zu tragen." —

Wenn übrigens Graefe aus den bezeichneten Gründen die Klinik von Desmarres der von Sichel vorzog, so schätzte und liebte er doch letzteren persönlich sehr, wie am besten aus dem warmen Nachrufe hervorgeht, welchen er dem Verstorbenen im 14. Jahrgange seines „Archivs für Augenheilkunde" widmete, und welcher also lautet: Wir sind versichert, dass diese Abhandlung* als die letzte Veröffentlichung des um die Wissenschaft so hoch verdienten Verfassers den Lesern des Archivs besonders theuer sein wird. Zu den hervorragenden Eigenthümlichkeiten Sichel's gehörte gerade die innige Durchdringung eines umfassenden empirischen Wissens und einer historischen Gelehrsamkeit, wie wir sie unter unseren Fachgenossen nur selten vertreten finden. Es scheint schon in dieser Beziehung nicht ohne Bedeutung, dass Sichel seine öffent-

mit Quartett-Gesang zu begrüssen und zu beglückwünschen gewohnt war. Eine Lithographie, diesen Freundeskreis darstellend, begleitete ihn auf seinen Reisen.

*) Historische Notiz über die Operation des grauen Staars durch die Methode des Aussaugens oder der Aspiration. Von Dr. Sichel in Paris.

liche Thätigkeit gerade mit einer Arbeit geschlossen hat, welche die Entwicklungsgeschichte der Augenheilkunde nahe berührt. Aber noch eine höhere Bedeutung gewinnt der Hinblick auf diese Arbeit, wenn wir daran erinnern, wie nahe vor dem Abschlusse seiner irdischen Laufbahn der Verfasser die letzten Federstriche an derselben machte. Bereits hart vor dem Ausgange seines tödlichen Leidens, an das Lager gefesselt, oftmals von peinigenden Schmerzen heimgesucht, verrichtete er die Correkturen und sandte uns dieselben in Begleitung eines Briefes zu, der mit den Worten schloss: „Ich danke Ihnen herzlich für Ihre Nachfrage nach meinem Befinden. Es geht mir au fond herzlich schlecht; aber so lange der Kopf noch klar ist, bin ich oben auf, denn ich kann arbeiten und das war stets das Glück meines Lebens." Kaum 2 Wochen, nachdem diese Worte geschrieben, hatte die Ophthalmologie einen ihrer treuesten Arbeiter verloren, welchen begeisterte Liebe zur Wissenschaft durch alle Phasen des Lebens geleitet, und dessen Geist sie, wie es am besten aus jenen Worten erhellt, in einer bewunderungswürdigen Weise gestählt uud geschützt hatte.

Im Namen der Redaktion

A. von Graefe.

In einem dritten Pariser Briefe aus späterer Zeit schreibt Graefe, dass ihn augenblicklich die experimentelle Physiologie fast ausschliesslich in Anspruch nehme, und von dieser wiederum speciell der Diabetes-Stich, die intracraniellen Nervendurchschneidungen, und die Untersuchungen über die Wirkung der Augenmuskeln. Unter den letzteren seien es „namentlich die schiefen Augenmuskeln, über deren physiologische und pathologische Verhältnisse noch sehr viel Unklarheit herrsche". Das Material, welches Graefe in dieser Beziehung vorfand, bestand in den Angaben von Szokalsky, Desmarres, Jacob, Bowman und Ruete. Szokalsky*) gebührt das Verdienst,

*) De l'influence des muscles obliques de l'oeil sur la vision et de leur paralysie. Paris 1840. Mémoire adressé à la Société de médecine de Gand.

zuerst in exakter Weise die Erscheinungen welche die Lähmung des m. trochlearis darbietet, beobachtet und beschrieben zu haben. Den Höhenunterschied und die Schiefheit der Doppelbilder giebt er an, doch sind seine Beobachtungen nicht wissenschaftlich zu verwerthen, da er von der irrigen Ansicht ausgeht, dass der Drehpunkt des Auges am hinteren Ende der Sehaxe liege. Desmarres theilt in seinem Traité théorique et pratique des maladies des yeux. Paris 1847, les maladies des muscles de l'oeil folgendermassen ein: A) Paralysie de la troisième paire de nerfs ou moteur oculaire commun (donnant le mouvement au muscle droit interne, au supérieur et à l'inférieur, au petit oblique et au muscle élévateur de la paupière supérieure, fournissant encore la racine motrice qui, sortant de la partie antérieure du ganglion ophthalmique, constitue les filets ciliaires d'où dépendent les mouvements de l'iris). B) Paralysie de la sixième paire ou moteur oculaire externe. C) Paralysie de la quatrième paire ou du pathétique. D) Paralysie simultanée de la troisième, de la sixième et de la quatrième paire de nerfs cérébraux. — Auch er beschreibt den Höhenunterschied und die Doppelbilder, jedoch ganz wie Szokalsky, ohne dessen irrige Angaben in Bezug auf jenen zu verbessern, und ohne die Doppelbilder genauer zu untersuchen. Dagegen lässt er die Rollbewegungen des Auges, nicht wie Szokalsky um die Sehnervenaxe, sondern um die Sehaxe geschehen. — Dann folgt Jacob, bei dem es auffallend bleibt, dass er, der zuerst seine Aufmerksamkeit auf den Trochlearis-Zug bei Oculomotorius-Lähmungen lenkte, diesen Muskel nach oben, den obliquus inferior nach unten wirken lässt. — Auch Bowmann beobachtete einige Fälle von Trochlearis-Lähmung ungefähr in der Szokalsky'schen Weise. —

Im höchsten Grade bedeutend für jene Zeit ist die Schrift von Ruete: „Untersuchungen und Erfahrungen über das Schielen und seine Heilung." Göttingen 1841. „Aus seinen Beobachtungen über die Erkrankungen der schiefen Muskeln — sagt er

— werde es klar, dass der Obliquus sup. die Pupille nach unten und aussen, und der Obliquus inf. nach oben und aussen wälzt.“ Historisch erwähnt er dann, dass diese Ansicht schon Albin, Soemmering, und in neuerer Zeit Hueck (1838) ausgesprochen haben, und dass die angegebene Wirkung des Obliquus sup. von J. Müller und Krause, die des inf. von Rosenmüller bestätigt worden sei. In Bezug auf den sup. stimme Rosenmüller mit Weber überein, welcher behaupte, dass der sup. die Pupille schräg abwärts und einwärts wälze. Vom Obliquus inf. glauben Müller, Weber, Bell, Krause, dass er die Pupille schräg aufwärts und einwärts rolle. Betrachtet man — so schliesst Ruete diese Uebersicht — die Lage, den Ursprung, die Insertion der Muskeln genau, und vergleicht man hiermit die möglichen Drehungsaxen, so findet man, dass Albin, Sömmering, Hueck Recht haben. — S. 50 l. c. sagt Ruete unter der Ueberschrift: „Bewegliches Schielen mit einem Auge durch fehlerhafte Wirkung eines der schiefen Augenmuskeln“: „Durch die abnorme Verkürzung des einen der schiefen Augenmuskeln und durch die Erschlaffung des anderen bildet sich eine Art des Schielens aus, die man dem Kranken nicht ansieht und deren Zeichen bloss in der subjectiven Wahrnehmungssphäre des Kranken liegen. Bis jetzt — (1841) — ist allein von Hueck ein solcher Fall beschrieben. Auch ich habe Gelegenheit einen Fall zu beobachten, wo der Mensch mit dem linken Auge durch eine zu starke Anspannung des Obliquus sup. schielt. — Die bei diesen Arten des Schielens vorkommenden Symptome sind höchst interessant. Ungeachtet die Sehaxe des schielenden Auges so wenig von ihrer, mit der Sehaxe des gesunden Auges correspondirenden Richtung abweicht, dass das Auge für den Beobachter eine scheinbar normale Stellung hat, so sieht der Kranke doch alle Gegenstände doppelt, und zwar erscheinen die Doppelbilder, sowohl die der horizontal als vertikal vor dem Auge gelegenen, schief. Dabei ist die Sehkraft des schielenden Auges, welches übrigens die durch die geraden Muskeln vermittelten Bewegungen scheinbar ganz übereinstimmend mit denen des gesunden Auges macht, geschwächt, und das richtige Augenmaass, beim Betrachten der Gegenstände mit beiden Augen getrübt." — Von einem gleichzeitigen Höhenunterschiede, der Muskelwirkung entsprechend, sagt Ruete nichts.

Die für alle diese Verhältnisse massgebenden Versuche von Donders kannte Graefe damals noch nicht, sondern erfuhr von ihnen erst einige Jahre später, als, wie er selbst sagt (Archiv Bd. I. Abth. 1. S. 31) „ein glücklicher Zufall ihn in London mit Donders zusammenführte."

Schiel-Operationen von Dieffenbach ausgeführt, theils mit glücklichem, theils mit unglücklichem Erfolge, hatte Graefe schon während seiner Studienzeit in Berlin gesehen. Bekanntlich durchschnitt Dieffenbach den betreffenden Muskel in seiner Totalität, so dass, wo die völlige Durchschneidung gelungen war, stets Secundärschielen, d. h. fehlerhafte Stellung des operirten Auges in entgegengesetzter Richtung folgen musste, und nur in den Fällen, wo — gegen den Willen des Operateurs — einzelne Fasern stehen geblieben waren, ein glücklicher Erfolg sich darbot.

Auch Ruete (l. c. S. 108 seq.), in dem Graefe über Schieloperationen nachlas, schildert die Operation, wie er sie ausführte, folgendermaassen: „Nachdem der bulbus von einem Gehülfen vermittelst eines Häkchens genügend abgewendet ist, bildet der Operateur mit der Pincette, die in der linken Hand gehalten wird, am Uebergang der conjunctiva bulbi zur membrana semilunaris eine Falte, die er so nahe als möglich am bulbus mit der Scheere, deren Spitze vom bulbus abgewandt sein muss, durchschneidet. Hierauf zieht der Gehülfe, auf Befehl des Operateurs, den bulbus noch mehr nach aussen, und der Operateur macht noch einige Schnitte in das darunter liegende Zellgewebe, indem er sich mit der convexen Fläche der Scheere nahe am bulbus hält, wodurch der Muskel blosgelegt wird. Sobald der Muskel frei daliegt, wird die gefurchte, auf die Fläche gebogene Sonde unter ihn geschoben, und derselbe, sobald er vom Ursprunge an nach hinten durch einige seitliche Bewegungen mit der Sonde vom bulbus getrennt ist, auf der Sonde mit der auf die Schneide gebogenen Scheere durchschnitten. Das auf dem bulbus sitzen gebliebene Stück wird jetzt mit der Pincette gefasst und mit der auf das Blatt gebogenen Scheere abgeschnitten. Nach der Operation — so schliesst Ruete — überzeuge man sich durch die schon etwas verbesserte Richtung der Pupille und freiere Bewegung des bulbus davon, dass „alle Fasern des Muskels oder seiner Sehne durchschnitten sind." — Das Schielen selbst theilt Ruete ein in ein „bewegliches", strabismus, und ein „unbewegliches", luscitas, und erwähnt ausdrücklich das Doppelsehen Schielender, ohne jedoch über Lage und Verhältniss der Doppelbilder genaueres anzugeben.

Sehr treffend charakterisirt Desmarres in seinem Traité etc. etc., Paris 1847 das, wie Graefe es später nannte, einfache, concomitirende Schielen. Er sagt (l. c. p. 781 seq.): un caractère distingue le strabisme simple: ce que dès que l'oeil sain est caché, l'oeil dévié se dirige sans aucun effort vers l'objet qu'on présente au malade. Ce caractère est fort important, puisqu'il sert à reconnaître que la déviation du globe n'est due ni à une tumeur du globe comme un staphylôme postérieur de la sclérotique par exemple, ni à une tumeur de l'orbite, ni à une paralysie de la troisième ou de la sixième paire de nerfs, ni à des adhérences entre le globe et les paupières etc. — Den strabismus theilt er ein in: strabisme interne ou convergent, externe ou divergent, inférieur ou descendant, supérieur ou ascendant. — In Bezug auf die Behandlung stellt er den Grundsatz auf: si la déviation a été produite par l'affaiblissement d'un ou de plusieurs muscles, circonstance, qu'on rencontre souvent après les paralysies de la troisième ou de la sixième paire ce n'est pas l'opération mais l'exercice de l'oeil qui est indiqué. Pendant la paralysie complète des muscles, l'oeil demeure dévié lorsqu'on tient l'autre caché, quelque effort que fasse le malade. Si l'affection dure quelque tems, l'oeil dévié s'affaiblit et demeure dans une mauvaise direction, même après que la paralysie a complétement disparu; c'est surtout alors qu'il convient d'exercer l'oeil ..... — Die „myotomie ou tenotomie oculaire" beschreibt er genau nach Art und Weise des Stromeyer-Dieffenbach'schen Verfahrens, fügt aber die Guérin'sche méthode sous-conjonctivale (subcutane Incision des Muskels) hinzu, und schliesst den Abschnitt vom Schielen mit der trefflichen Schilderung des „Secundärschielens", und des ebenfalls von Guérin dagegen erdachten und ausgeführten operativen Verfahrens.

Dasjenige, was Graefe in seinen Briefen als besonderen Vorzug der Pariser Schule hervorhebt, die „Routine", war auch der Hauptvortheil, den er selbst aus seinem Pariser Aufenthalte zog. Er arbeitete sich so lange in den „Schematismus", wie er es nennt, der verschiedenen Fächer hinein, bis er Eintheilungsprincip und gangbare Nomenklatur vollständig beherrschte, und von da ab selbstständig corrigirte, was ihm im Systeme widersinnig und mit der Beobachtung im Widerspruche stehend erschien. Diese „Routine in der Augenheilkunde" hatte er sich in der Desmarres'schen Klinik zu eigen gemacht, und, wie er selbst schreibt „obenan steht das Augenfach", so war sein Entschluss, speciell Augenarzt, Operateur und Lehrer der Augenheilkunde zu werden, von nun an feststehend. —

Von Paris ging Graefe im Winter 1849/50 nach Wien. Seine Thätigkeit dort war wie in Paris eine allseitig rastlose. Auch hier war es sein Bestreben, sich in den allgemeinen medicinischen Disciplinen weiter fortzubilden. Und dazu bot ihm Wien Gelegenheit genug. Unbestritten stand zu dieser Zeit die Wiener medicinische Facultät an der Spitze Deutschlands. Rokitansky, dessen Assistent, der jetzige Professor Heschl' einen pathologisch-anatomischen Privat-Curs gab, in welchem täglich Sektionen, von den Zuhörern selbst ausgeführt und mit ihren Ergebnissen zu Protokoll gegeben, und ausserdem die werthvollen Präparate der Wiener Sammlung erläutert wurden, die Kliniker Skoda, Oppolzer (der inzwischen von Leipzig nach Wien berufen worden), Schuh, Siegmund, Hebra, Braun u. A. standen auf der Höhe ihres Ruhmes. Ihre Assistenten, wie z. B. der Oppolzer's, der jetzige Professor von Bamberger, dessen Vorlesungen über Pathologie und Therapie Graefe mit grösstem Interesse folgte, u. A. m. gaben den fremden Aerzten durch ihre Privatcurse in solchem Maasse Gelegenheit, das riesige Material des Wiener Allgemeinen Krankenhauses selbstständig und für eigene Belehrung zu verwerthen, dass sie auch in dieser Beziehung ihren Pariser Collegen den Ehrenpreis streitig machten. Ausser den pathologisch-anatomischen Uebungen und dem täglichen Besuche der Kliniken hörte Graefe noch Physiologie bei Brücke, Kinderkrankheiten bei Bednàr und arbeitete sehr fleissig in dem Curse über mikroskopische Anatomie bei Wedl.

Die Augenheilkunde trieb er bei den beiden Jaeger, Vater und Sohn, welche die hohe geistige Bedeutung Graefe's wohl erkennend, ihm nicht nur ihr klinisches, sondern auch ihr bedeutendes Privat-Kranken-Material bereitwilligst zur Disposition stellten. Friedrich Jaeger, der Vater, Beer's Schwiegersohn, war viele Decennien hindurch unbestritten der berühmteste deutsche Augenarzt gewesen. Obgleich noch körperlich und geistig von jugendlicher Frische hatte er zu dieser Zeit (1850) doch bereits die augenärztliche Thätigkeit fast ganz seinem Sohne übergeben, dem er rathend zur Seite stand. Dieser, Eduard Jaeger, der von einem anderen Berufe erst später zur Ausübung der Augenheilkunde gelangt war, zeichnete sich durch ungemein hohe technische Fähigkeiten aus. Graefe rühmte stets die ausserordentliche Geschicklichkeit, Feinheit und Eleganz, mit der beide Jaeger alle Augenoperationen, zumal die Extraktion, verrichteten; auch war er dem jüngeren Jaeger dankbar für die vervollkommnete Methode der Untersuchung des Auges mittelst verschiedener Loupen, eine Methode, die damals — vor Erfindung des Augenspiegels — für den Augenarzt von grösster Wichtigkeit war.

Sehr erwünscht kam Graefe die Gelegenheit, sich für sein künftiges Docententhum praktisch vorzubereiten. Eine grosse Anzahl Aerzte aus allen Gauen des deutschen Vaterlandes war damals zur weiteren Ausbildung in Wien vereinigt. Ein kleines Häuflein derselben, welche sich speciell für die Augenheilkunde interessirten, und von denen einzelne von Graefe bei den Jaeger eingeführt worden waren, baten ihn, ihnen cursorisch die Lehre von den Augenkrankheiten, wie er sich dieselbe nach seinen Studien zurecht gelegt habe, vorzutragen. Dies geschah viele Wochen hindurch, in der einzig freien Zeit, d. h. in den späten Abendstunden.

Graefe hielt diese Vorträge frei, wie er sich ja auch später bei seinen Vorlesungen niemals eines Heftes bedient hat. Der Inhalt jener Vorträge, welche von den Zuhörern eifrig nachgeschrieben wurden, bildet mit Ausnahme derjenigen Capitel der ophthalmologischen Pathologie, welche durch die Erfindung des Augenspiegels eine totale Umgestaltung erfuhren, im Grossen und Ganzen bereits die Grundlage derjenigen Principien, denen Graefe später in seiner Wirksamkeit als Lehrer und Praktiker folgte. Als ihn beim Beginn derselben ein Jugendfreund fragte: „wirst Du uns auch die Therapie mittheilen?" — gab er die charakteristische Antwort: „nein, die lernen wir in Berlin zusammen." Wie die Therapie, so trug er auch die Refraktions- und Accommodations-Anomalien nicht vor. Von einem Zuhörer über das „Wesen der Accommodation" interpellirt, äusserte sich Graefe dahin, man wisse bis jetzt nur, dass die Accommodation einzig und allein durch eine Veränderung der Linse zu Stande komme, und dass die Hornhaut nicht, wie man lange Zeit hindurch angenommen habe, hierbei betheiligt sei. Ungewiss aber sei es, ob die Accommodation durch eine Locomotion des Linsensystems oder, wie neuerdings Max Langenbeck auf Grund eigener Versuche angenommen habe, durch eine Formveränderung der Linse bewerkstelligt werde.

Kurz vor dem Schlusse seines Wiener Aufenthaltes sagte auf einem Spaziergange, den Graefe mit einigen vertrauteren Freunden machte, ein junger, inzwischen in der Blüthe seiner Jahre verstorbener Buchhändler Jeanrenaud, ein ehemaliger Schulkamerad Graefe's zu diesem: „es wird Sie interessiren, zu hören, lieber Graefe, dass, wenn ich jetzt nach Berlin komme, und die von meinem Vater für mich gekaufte Buchhandlung übernehme, ich in meinem neuen Verlage mit einem sehr interessanten Schriftchen von dem Königsberger Professor der Physiologie, Herrn Helmholtz, über ein neues Augen-Instrument — der Augenspiegel genannt — debütiren werde.“ Näheres über das „neue Instrument“ wusste er nicht anzugeben.

Mitte Juli 1850 verliess Graefe Wien, ging auf 14 Tage nach Prag, besprach mit Arlt alles, was er auf dem Herzen hatte, wohnte dessen zahlreichen Staar-Extraktionen im Blindeninstitute auf dem Hradschin bei, und begab sich über Berlin nach London. Hier trat er mit Bowman und Crichett, auf weiteren Reisen mit Makenzie in Edinburgh und Wilde in Dublin in persönlichen Verkehr, und machte sich mit den Einrichtungen der bedeutendsten Augen-Hospitäler vertraut.

Mitte September ging Graefe von England nach der Schweiz, machte dort mit mehreren Freunden die eben erst in Aufnahme gekommene Gebirgstour nach Zermatt und dem Monte Rosa, und kehrte gegen Ende October nach Berlin zurück.

Berliner Wirkungskreis.
1850 — 1870.

Von all' dem geistigen Glanze, welcher Graefe umgab, so oft er auf seinen Studienreisen mit bedeutenden Persönlichkeiten in Berührung kam, war kein Strahl in die medicinischen Kreise Berlins gedrungen, als er nach zweijähriger Abwesenheit sich hier häuslich niederliess. Und in der That schien kein Bedürfniss nach einem Ophthalmologen in Berlin vorhanden zu sein. Neben Jüngken und seinen Assistenten behandelte Boehm in seiner Privat-Poliklinik mit Vorliebe Augenkranke, und hatte eben seine Schrift „Ueber das Schielen" erscheinen lassen. Für die Behandlung der städtischen Armen existirten zwei officielle „Augen-Armenärzte"; in den verschiedenen medicinischen Gesellschaften übernahmen einzelne Mitglieder das sachverständige Referat über Schriften, welche die Augenheilkunde betrafen. Trotz seiner ausgedehnten Familien-Verbindungen, trotzdem sein Vormund, aufrichtiger Freund und Bewunderer, Herr von Ladenberg, damals Minister war, fing Graefe ebenso einfach und unscheinbar seine Berliner ärztliche Thätigkeit an, wie irgend ein praktischer Arzt. In einem schmalen, unansehnlichen Hause der Behrenstrasse war im zweiten Stock eine kleine Wohnung für ihn gemiethet worden. Dort wurden am 1. November 1850 in einem der beiden vorderen Zimmer zwei Tische an einander gerückt; auf ihnen standen kleine schwarze Flaschen, welche Höllensteinlösungen von verschiedener Stärke enthielten, ferner eine Flasche mit einer Lösung von essigsaurem Blei, zwei andere, in welchen sich tinct. opii simpl. und tinct. opii crocata befanden. Höllenstein- und Kupferstifte lagen daneben. In einiger Entfernung stand ein Kasten mit Luer'schen Augen-Instrumenten. Neben dem Tische wurden zwei Stühle so gestellt, dass derjenige, auf dem der zu untersuchende Kranke Platz nahm, die volle, jedoch abgeblendete Beleuchtung hatte, während Graefe selbst dem Fenster den Rücken zukehrte. Auf der entgegengesetzten Seite des Zimmers stand ein altmodisches Schreibpult, auf dem Recept-Papier lag. Ein schmaler Corridor und ein kleines Wartezimmer vervollständigten das poliklinische Lokal. Bei einem Schneider in der Johannisstrasse waren zwei sehr einfache Zimmer gemiethet, mit grünen Vorhängen und mit Betten, Bettschirmen u. s. w. versehen worden, zur Aufnahme von Operirten. — dies war der unscheinbare Anfang jener „Graefe'schen Klinik", zu der nach noch nicht 10 Jahren fast der gesammte bewohnte Erdenrund jährlich sein Contingent schickte!

Ein einziger Patient mit leichter keratitis wurde Graefe noch am 1. November von einem befreundeten Collegen zugeführt. Die beiden ersten Operationen, eine Extraktion bei einem alten Pfründner und eine Iridectomie bei einem Drehorgelspieler, welcher in Folge von blennorrhoea neonatorum mit grossen centralen, adhärirenden leucomen behaftet war, gingen trefflich von Statten, hätten aber beide beinahe ein tragisches Ende genommen. Der Extrahirte bekam in der zweiten Nacht nach der Operation das delirium tremens, riss seinen Verband ab, verliess sein Bett und schlug mit der Faust auf Kopf und Gesicht des neben ihm gelagerten Drehorgelspielers. Trotz grosser Dosen Opium starb jener am nächsten Abende. Bei der Sektion zeigte sich der Hornhautlappen überall fest anliegend und die Heilung auf das beste eingeleitet. Bei dem Drehorgelspieler war der nächtliche Ueberfall ohne Schaden vorübergegangen, die künstliche Pupille gewährte ihm zum ersten Male in seinem Leben die Möglichkeit, sich ohne Führung bewegen zu können. Alle Versuche jedoch, ihn dahin zu bringen, sich auf dem anderen Auge ebenfalls operiren zu lassen, waren vergeblich; die Schrecken jener Nacht standen zu lebhaft in seinem Gedächtnisse. Die täglich in den gelesensten Berliner Zeitungen wiederholte Notiz, dass beim Dr. von Graefe in der Behrenstrasse unbemittelte Augenkranke unentgeltlich behandelt würden, brachte zuerst nur die allerbedürftigsten Patienten in die Sprechstunde; später kamen schon etwas besser situirte, die gern für die geleistete Hilfe ihr kleines Scherflein gaben. Nach mehr als Jahresfrist wurden die Collegen und der wohlhabende Theil der Berliner Bevölkerung auf die neue Kraft aufmerksam; die kleine Privat-Wohnung musste mit einer grösseren „Unter den Linden" vertauscht werden, etwas später ward auch der grössere Theil des Hauses Karlstrasse No. 46 gemiethet, um zuerst die stationäre, dann auch die Poliklinik dorthin zu verlegen. Für die ersten Operationen gewährten das Militär-Invalidenhaus und die Blinden-Institute hinlänglich Material, bis Poliklinik und Privat-Sprechstunde, dasselbe mehr als reichlich lieferten. In den ersten Jahren hielt Graefe in der Frühe die Privat-Sprechstunde, operirte dann, und beschäftigte sich bis Mittag mit der Poliklinik. Nach Tische wurden gewöhnlich — unter freundlicher Mithilfe des Professors August Müller intracranielle Nervendurchschneidungen gemacht; die Abend- und sehr häufig auch ein Theil der Nachtstunden waren, nach Beendigung der Abend-Visiten, der Lektüre gewidmet. Später, und zwar bis zu seinem Lebensende, widmete Graefe die Morgenstunden seinen literarischen Beschäftigungen. Dann machte er die Visite in seiner Klinik, hielt die Poliklinik ab, operirte, und hatte Abends die Privatsprechstunde. In dieser letzteren assistirten ihm mehrere Jugend- und Studienfreunde welche die Behandlung der Privatkranken übernahmen, ihm aber zugleich bei Untersuchung der Patienten, bei den Operationen u. s. w. in der Poliklinik zur Hand gingen. Für letztere war ausserdem ein besonderer Assistent angestellt, welchem die Aufgabe zufiel, einmal das gesammte grossartige Material im Vereine mit Graefe wissenschaftlich zu verwerthen, dann aber auch einzelne Zweige der Lehrthätigkeit, wie die Augenspiegel-Curse, die Vorlesungen über die Refraktions- und Accommodations-Verhältnisse des Auges, über normale und pathologische Anatomie desselben, verbunden mit mikroskropischen Uebungen u. s. w. selbständig und in eigenem Interesse auszuüben. Der erste derselben war Dr. Liebreich, gegenwärtig Professor in London, welcher 10 Jahre hindurch diese Stelle bekleidete; ihm folgten Dr. Alfred Graefe, gegenwärtig Professor in Halle, und Dr. Schweigger, gegenwärtig Professor in Berlin. Dann trat auf kurze Zeit Dr. Schelske ein. Der letzte war Dr. Leber, gegenwärtig Professor in Göttingen. Um denjenigen unter den fremden und einheimischen Aerzten, welche sich speziell mit Augenheilkunde beschäftigten, Gelegenheit zu geben, Alles zu sehen, und vor Allem, mit ihm selbst fortwährend in engstem Verkehre zu bleiben, richtete Graefe ein Famulat ein, dessen Besetzung gewöhnlich jährlich wechselte, und welches viele der namhaftesten unter den gegenwärtig prakticirenden und lehrenden deutschen und ausserdeutschen Augenärzten nach einander bekleideten.

Es ist bereits erwähnt worden, dass Graefe in Wien im Sommer 1850 die erste, wenn auch nur andeutungsweise Nachricht von der Erfindung des Augenspiegels bekam. Professor Helmholtz war so freundlich, ihm eins der ersten Exemplare, welche in Königsberg angefertigt worden, zu übersenden. Mit dem glühendsten Eifer übte sich Graefe den Gebrauch desselben ein, den Tag über wurden alle nur irgend wie passende Patienten untersucht; bis tief in die Nacht hinein dann noch diejenigen befreundeten Collegen, welche ihm assistirten. Als er zum ersten Male nicht nur den rothen Schein des Augenhintergrundes wahrnahm, sondern auch Einzelheiten auf demselben unterschied, glänzten seine Augen, seine Wangen rötheten sich, er rief begeistert aus: „Helmholtz hat uns eine neue Welt erschlossen"; und „was wird da zu entdecken sein" fügte er sinnend hinzu. Der Fortschritt, den mit der Erfindung des Augenspiegels die Augenheilkunde machen würde, stand in diesem Augenblicke klar vor seinem geistigen Auge. Vor Helmholtz hatte Graefe von der ersten persönlichen Begegnung an, bis zu seinem Lebensende die allergrösste Hochachtung, die grösste überhaupt, die er vor irgend einem seiner Zeitgenossen hegte. So oft er von ihm sprach, erklärte er ihn stets „für den ersten der jetzt lebenden Gelehrten". Das ursprünglich Helmholtz'sche Instrument war sehr mühsam zu handhaben, und die Eroberung dieses neuen Gebietes von Seiten Graefe's begann erst, als Liebreich, der damals in Halle studirte, bei einem Besuche in Berlin den von Coccius in Leipzig construirten Augenspiegel mitbrachte. Graefe hat sich während seines ganzen Lebens stets desselben mit Vorliebe bedient.

Es erscheint als eine müssige Frage, was Graefe — ohne den Augenspiegel — als Augenarzt geleistet haben würde; dennoch dürfte es nicht uninteressant sein, bei Beantwortung derselben einen Augenblick zu verweilen. Ausgerüstet mit den körperlichen und geistigen Vorzügen, welche ihm die Natur verliehen, und auf das beste für seinen Beruf vorbereitet durch gewissenhaft getriebene Studien, würde er Erkennung und Behandlung aller der krankhaften Erscheinungen am lebenden Auge, welche durch scharfe Beobachtung entweder mit unbewaffnetem Auge, oder vermittelst der damals gebräuchlichen Hülfsmittel: der Loupen, der Czermak'schen Kästen u. s. w. zu erforschen sind, in der ausgedehntesten Weise gefördert, und ebenso sicher auch die operative Seite der Augenheilkunde vervollkommnet haben. Aber in Betreff der ganzen Hälfte der Augenkrankheiten, aller jener, welche Veränderungen in den inneren Augenhäuten setzen, ohne dass reflektorische Erscheinungen nach aussen hin einen sicheren Anhalt zur Erkenntniss gewähren, würde er gezwungen gewesen sein, dieselbe Conjektural-Diagnostik zu befolgen, wie alle seine Vorgänger. Die vom ersten Beginn seiner praktischen Thätigkeit an mit grösster Genauigkeit ausgeführten, und durch die Fülle des ihm zu Gebote stehenden Materials reichlich ermöglichten Sektionen kranker Augen würden ihm und durch ihn allen seinen Zeitgenossen allerdings jene Diagnostik bedeutend erleichtert haben (zumal im Anschlusse an die Virchow'schen Lehren), aber die gegenseitige Controle der genauen Beobachtung am Lebenden und des Sektionsbefundes — diese war nur durch den Augenspiegel möglich, und dem Augenspiegel allein ist es zu danken, dass die Augenheilkunde in den 20 Jahren 1850—1870 einen so gewaltigen Fortschritt gemacht hat, wie niemals zuvor.

Herbst 1852 habilitirte sich Graefe als Privatdocent bei der Berliner Universität mit einer Abhandlung, „über die Wirkung der Augenmuskeln". Doch hatte er sein Docententhum in Berlin bereits von dem Augenblicke an begonnen, wo ihm der erste Patient gegenüber sass. Zu seinen ersten Zuhörern gehörten englische und schottische Aerzte, welche von dem jungen Dr. von Graefe hatten sprechen hören und nun kamen, ihn selbst kennen zu lernen. Ihnen gesellten sich sehr bald süddeutsche und schweizer Aerzte hinzu. Uebrigens blieb die klinische Thätigkeit Graefe's, obwohl der ganzen Welt angehörend, doch der Berliner medicinischen Fakultät gegenüber eine rein private. Denn als jenes Rescript des Herrn Ministers v. Raumer erschien, welches den Privatdocenten untersagte, Abhaltung von Kliniken am schwarzen Brette anzukündigen, wenn dieselben ihnen nicht staatlich übertragen seien, musste auch Graefe, der als einer der Deputirten der Berliner Privatdocenten an den Minister, die Rücknahme jenes Rescripts nicht erwirken konnte, sich bei Ankündigung seiner klinischen Vorträge einer Umschreibung bedienen. Erst 1868, 2 Jahre vor seinem Tode, als er sich nur noch mit äusserster

Anstrengung aller Kräfte aufrecht erhielt, bekam er die Direktion der Augenklinik in der Charité, nachdem es durch den Rücktritt Jüngken's endlich auch in Berlin möglich geworden war, die Augenkeilkunde von der Chirurgie zu trennen und für jene einen besonderen Lehrstuhl zu errichten. Wie seine Lehrthätigkeit, so gehörte auch sein praktisches Wirken den grössten und bedeutensten Theil seines Lebens hindurch seiner Privat-Anstalt in der Karlstrasse an, welche er aus eigenen Mitteln gegründet hatte und aus eigenen Mitteln unterhielt, nur unterstützt durch milde Stiftungen dankbarer Patienten, welche in dieser Weise ihrer armen leidenden Mitmenschen gedachten. Ausserdem versah er unentgeldlich die Funktionen eines städtischen Augen-Armenarztes, und wurde, einige Jahre vor seiner Berufung als Kliniker, dirigirender Arzt einer Abtheilung von 40 Betten für Augenkranke im Charité-Krankenhause. Theoretische Vorlesungen hat Graefe nur ganz im Anfange seiner Laufbahn und nur sehr wenige gehalten, so „über Theorie des Augenspiegels," welche, eben so wie die praktischen Uebungen, Liebreich sehr bald selbständig übernahm, und über „Physiologische Optik", welche er in den Morgenstunden des Sommers 1855 auf die Bitte eines kleinen Häufleins fremder Collegen vortrug. Dagegen war er unübertroffen in seinen Vorträgen bei Vorstellung von Kranken. In dem grossen Saale seiner Klinik war jedes Plätzchen besetzt von Zuhörern aus allen Nationen. Lautlose Stille herrschte; jedes Auge hing an dem Vortragenden, in der Physiognomie eines jeden Hörers, gleichviel ob er ein Neuling oder wohl selbst ein Meister in der Wissenschaft war, zeigte sich aufrichtige, ungetheilte Begeisterung, wahre Befriedigung. Da sass er bei Beginn der Vorlesung und hörte ruhig zu, wie der Praktikant das Krankenexamen durchführte. Dann ging er auf den Fall ein und rekticficirte — aber stets mit grösster Freundlichkeit, mit herzgewinnender Humanität —, was in der Diagnose oder der vorgeschlagenen Therapie nicht richtig gewesen. Hierbei erhob er sich, und an den speciellen Fall allgemeine Regeln anknüpfend entwickelte er seine Ansichten, ohne gesuchten rhetorischen Schmuck, einfach, aber überzeugend, und hinreissend. Wie er so dastand, die schlanke, etwas mehr als mittelgrosse Gestalt leicht vornüber gebeugt, das volle, wild über die Stirn fallende Haar mit der rechten Hand hinter das Ohr zurückstreichend, mit der linken entweder auf den Kranken deutend oder im Feuer des Vortrages ein Buch, eine Feder und dergl. unwillkührlich und unbewusst ergreifend und emporhebend, die durchdringenden dunklen Augen fest auf den dichten Knäuel der Zuhörer gerichtet, da hörte man kaum das Athmen der Einzelnen; nur ein Geräusch machte sich bemerkbar neben der sonoren, im höchsten Grade wohlklingenden Stimme des Vortragenden — das eifrige Hinüberfahren der Feder über das Papier. Eben so entschieden wie Graefe es ablehnte, theoretische Vorlesungen zu halten, ebenso entschieden wies er jeden Antrag, ein „Handbuch der Augenheilkunde“ zu schreiben zurück. Bei solchen Gelegenheiten pflegte er zu sagen: „Wem es Ernst ist, etwas zu lernen, der komme zu uns in die Klinik, und sehe mit eigenen Augen“.

Graefe's Methode, deren consequenter Durchführung vom allerersten Beginn an die neue Schule ihr rasches Emporblühen wesentlich verdankte, bestand in der genauen objectiven Untersuchung, an der Hand der normalen und pathologischen Anatomie des Auges, und in der auf das strengste durchgeführten Beobachtung und Ueberwachung jedes einzelnen Kranken. Vom ersten Tage seiner Berliner Thätigkeit an bis zum letzten Augenblick seines Lebens beseelte ihn der Drang, alle Arbeit wenn möglich allein zu verrichten. Jeden poliklinischen, jeden stationären, jeden Privatkranken untersuchte er stets selbst — mit gleicher Sorgfalt für den leichtesten wie für den schwersten Fall. Auch in der Folge, wo er sich doch vollständig auf Assistenten, wie Liebreich, Alfred Graefe, Schweigger, Leber verlassen konnte, controlirte er dennoch jedes einzelne Krankenjournal mit der minutiösesten Genauigkeit. Sein unvergleichlicher Scharfblick entdeckte selbst die kleinsten Mängel in der Beobachtung, welche sich etwa eingeschlichen hatten, Mängel, die an sich kaum der Erwähnung werth waren, deren Correctur gleichwohl das Krankheitsbild vervollständigte. So pflichtgetreu auch alle seine Assistenten und Famuli die ihnen übergebenen Kranken besuchten und überwachten — Graefe selbst that noch mehr. Fast jede Nacht erschien er zu den verschiedensten Stunden in der Karlstrasse, um diesen oder jenen Operirten oder Schwerkranken, den er am Tage und Abends bereits wiederholt besucht hatte, noch einmal zu sehen, ehe er sich selbst zur Ruhe legte. Und er hatte allerdings auch Zeit hiezu, denn sein Beruf war sein einziger Gedanke, seine einzige Leidenschaft.

Am 1. November 1850 hatte Graefe mit einem Kranken seine Poliklinik eröffnet, und noch nicht volle 4 Jahre später hatten viele Tausende von Kranken ihm Material genug dargeboten, um ein neues Journal selbstständig zu gründen. Die erste Abtheilung vom ersten Bande des „Archiv's für Ophthalmologie, herausgegeben von Dr. A. von Graefe" erschien im Herbst 1854, und trägt die Widmung: „Meinem verehrten Lehrer, Friedrich Jaeger". In der „Vorrede" motivirt Graefe das Erscheinen des Archiv's und das Bedürfniss, welches ihn hiezu veranlasst habe, durch folgende Ausführungen (Bd. I, Hft. 1 S. VI seq.):

„Das erwähnte Bedürfniss hat meines Erachtens bedeutend an Dringlichkeit gewonnen: die sich häufenden anatomischen und pathologisch-anatomischen Untersuchungen, die zahlreichen physiologischen Arbeiten, vor allen Dingen aber die Erfindung des Ophthalmoskops, welche den Namen Helmholtz mit dem Lorbeer der Unsterblichkeit schmückt, geben der Sache einen literarischen Aufschwung, dem selbst der Ophthalmologe nur mit Anstrengung aller Kräfte zu folgen im Stande ist. Die Diagnose der tiefer gelegenen, am meisten Gefahr bringenden Augenkrankheiten ist durch die neue Untersuchungsweise wenigstens zum grössten Theile, aus dem sterilen Reiche dunkler Anschauungen, welche unter Beleuchtung einer jeden Schule Form und Farbe wechselten, auf den fruchtbaren Boden objektiver, sich selbst gleicher Beobachtung verpflanzt. Unter unseren Augen sehen wir den Nebel fliehen, der Jahrhunderte lang die besten Forscher in ihrer Einsicht umfing, und Dank der frühzeitigen Erkenntniss ist für die Therapie ein ungeahntes Feld gewonnen, von dem wir schon jetzt, nach wenigen Jahren, schöne Früchte beizubringen im Stande sind. Aber wie viel und wie lange ist hier zu beobachten, zu vergleichen, zu versuchen. Wie viele Fehlerquellen sind hier, wie bei jeder neuen Weise der Untersuchung, zu vermeiden! Wie viele neue pathologisch-anatomische und mikroskopische Befunde müssen der klinischen Beobachtung entgegenkommen, um die gefundenen Erscheinungen richtig deuten und in ihrer Entwicklung richtig auffassen zu lehren! — Hierzu sind ausdauernde und vereinte Kräfte nöthig, um so mehr, als die Gelegenheit zu Sectionen in unserem Felde verhältnissmässig selten dargeboten wird."

„Aber noch in anderer Beziehung sehen wir das ophthalmologische Fach recht von innen her bewegt, und zwar in einer der so eben erwähnten gerade entgegengesetzten Weise. Während nämlich die Neuheit der ophthalmoskopischen Untersuchung und der sichtbare Fortschritt, der sich daran knüpft, die Arbeitskräfte nothwendig beleben und zu literarischen Mittheilungen anregen mussten, erben sich nun schon durch Jahrzehende die Streitfragen über die specifische Auffassungs- und Behandlungsweise vieler wichtiger Augenkrankheiten fort, Fragen, für deren Erledigung die literarischen Kräfte Deutschlands wie für müssige Streitereien ermüdet scheinen. Statt der erwünschten Fehde auf dem Wege der Oeffentlichkeit sehen wir eine unfruchtbare Polemik sich auf den klinischen Lehrstühlen fortspinnen, welche vollends entwürdigend erscheint, wenn sie vom Katheder in das Consultationszimmer hinabsteigt, und von dem doch theilweise competenten Auditorium der lernenden Mediciner in das Laien-Publikum hinuntergetragen wird. — Auf diese Weise ist eine Entscheidung wissenschaftlicher Fragen sicher nicht zu erwarten, sondern es pflanzen sich in den verschiedenen Hörsälen die entgegengesetzten pathologischen und therapeutischen Anschauungen nebeneinander fort; der angehende Arzt, der vielleicht nicht Gelegenheit hatte, verschieden gesinnte Lehrer kennen zu lernen, glaubt sich dann im Besitze seiner schulgerechten Ansicht auf dem unfehlbar richtigen Wege, und lernt durch eigene Erfahrung dieselbe erst spät, oft zu spät, bezweifeln.“ —

„Wenn nun aus den angeführten Gründen die Schöpfung eines Organs für Augenheilkunde als dringendes Bedürfniss anerkannt wird, so mag es manchem Fachgenossen wunderbar erscheinen, dass ich als ein noch jüngerer Arbeiter auf diesem Felde mich zu einem solchen Unternehmen angeschickt habe. In der That aber kann ich versichern, dass mich hierzu nicht Ueberschätzung meiner eigenen Kräfte, sondern nur die Einsicht brachte, dass von einer anderen Seite der gewünschte Anfang nicht gemacht werde. — Zahlreiche Beobachtungen, zu welchen mir ein reichhaltiges klinisches Material Stoff bietet, wollte ich nicht gern zusammenhanglos in medicinischen Zeitschriften zersplittert sehen; hierzu kam die freundliche Ermunterung so vieler wohlwollender Fachgenossen, welche mich mit Beiträgen zu unterstützen versprachen, endlich die Zusage einer thätigen Mitwirkung Seitens einiger um die Ophthalmologie hochverdienter Männer. Unter solchen Umständen glaubte ich mit der Eröffnung des Archivs nicht länger zögern, noch für dessen Zukunft bangen zu dürfen.“

„Ein jeder Beitrag, der im Sinne exakter anatomisch-physiologischer, klinischer, statistischer, Untersuchung gehalten ist, wird mir willkommen sein; den meinigen widersprechende Ansichten, wenn sie der Begründung nicht entbehren, kann ich nur um so freudiger begrüssen, je mehr sie direkt zur Aufklärung meiner Anschauung beitragen. Für die Uebersetzung französischer, holländischer und englischer Artikel werde ich Sorge tragen." —

Diese Vorrede ist ein klares, durchsichtiges Programm der Ziele, welche Graefe bei seiner ophthalmologischen Thätigkait verfolgte. Sie ist eine weitere consequent und energisch in Angriff genommene Ausführung dessen, was schon Arlt als seine Aufgabe bezeichnet hatte: „Die nöthige Uebersicht zunächst durch Einhaltung der anatomischen Ordnung zu erzielen, und die Nomenklatur vorzüglich nach dem Sitze der Krankheit festzustellen." Es galt die Lehre von den Erkrankungen des Auges ein für alle Mal von der specifischen, d. h. von der dyskrasisch-kachektischen Nomenklatur zu befreien, welche in Deutschland die Beer'sche Schule mit Vorliebe ausgebildet hatte, und welche, nach Carl Ferdinand v. Graefe's Tode, in Berlin ganz besonders florirte. Charakteristisch für diese Zustände ist jene Anekdote aus der Charité-Augen-Klinik, nach welcher ein Praktikant, bei momentaner Zerstreutheit der Gedanken den männlichen Patienten an einer „menstruellen Ophthalmie" leiden liess. Charakterisch war auch die „heilige Scheu" welche man hatte, die Augen von Kindern, die an der „scrophulosen Ophthalmie" litten, zu untersuchen oder gar „gewaltsam zu öffnen".. „Nur Abends und bei absolut dunklem Zimmer, dürfe man, wenn das Kind die Augen von selbst öffne, einen raschen Blick hineinwerfen; aber auch das sei nicht „alle Tage nothwendig". Hand in Hand mit diesem Mangel einer bestimmten, auf genauer objektiver Untersuchung beruhenden Diagnose ging der Mangel einer zweckentsprechenden Therapie. Ueber der Bekämpfung der angeblich zu Grunde liegenden Dyskrasie ward die örtliche Behandlung gänzlich vernachlässigt. So wucherten denn, wo die Lichtscheu ihr schützendes noli me tangere über dem Patienten ausbreitete, die adhärirenden Leucome und Synechien, welche Graefe im Beginne seiner Berliner Thätigkeit ein mehr als reichliches Material für die coremorphose lieferten. Bei

Fehlern der Refraktion und Accommodation wurde der Kranke „zum Optikus geschickt, „sich ein passendes Glas aussuchen zu lassen“.

An die Stelle der Ausdrücke: ophthalmia catarrhalis mixta, catarrhalis-scrophulosa, catarrhalis-rheumatica, catarrhalis cum complicatione abdominali, ophthalmia scrophulosa, ophthalmia rheumatica, ophthalmia syphilitica, ophthalmia arthritica u. s. w. traten nun die präcise definirten Kranheitsbezeichnungen: conjunctivitis mit ihren Folgezuständen, büschelförmige Hornhautentzündung, scleritis, iritis, glaucoma u. s. f. Jedes, auch das lichtscheueste Auge im akutesten Stadium der Entzündung wurde, mit den entsprechenden Vorsichtsmassregeln und mit grösster Schonung für den Kranken, mindestens einmal täglich genau untersucht, das sich darbietende Krankheitsbild genau registrirt, und je nach dem Befunde die örtliche und allgemeine Behandlung eingeleitet, respective modificirt. Jede Anomalie der Retraction und Accommodation wurde genau untersucht, und wo durch entsprechende Gläser Abhülfe geschafft werden konnte, wurden diese bestimmt, notirt, und mit der Verordnung der Patient zum Optikus geschickt, sich das bezeichnete Glas geben zu lassen. Es ist Graefe in der ersten Zeit seiner Berliner Thätigkeit vielfach, und nicht nur von unkundiger, sogar von ganz competenter Seite der Vorwurf gemacht worden: „über der örtlichen Therapie vernachlässige er nur allzusehr die Rücksicht auf den Gesammtorganismus, der doch unbestritten zu je zwei Augen gehöre.“ Scheinbar hatten diese strengen Kritiker Recht. Wer in der Poliklinik Graefe zur Seite sass und sein Verfahren beobachtete, der sah allerdings nur, dass er Höllenstein, Blei, Kupfer, Calomel, Atropin anwendete, der hörte nur, dass er von Blutegeln, örtlichen Blutentleerungen vermittelst des Heurteloup'schen künstlichen Blutegels, von demnächst nothwendig werdender Paracentese der Hornhaut, eventuell von iridectomie sprach und dem Famulus zu Protokoll diktirte. Wer aber dem aufstehenden

Patienten, den Graefe mit den Worten: „gehen Sie dort hinüber“ an seine Assistenten wies, folgte, der sah, dass diese auch in Bezug auf das Krankenexamen, weiter ausführten, was Graefe bei der Vorstellung des Patienten eingeleitet hatte, der hörte Pulv. Plummeri, Calomel, Sublimat, Jodkali, Leberthran u. s. w. in einer Ausdehnung verordnen, welche selbst einen Dyskratiker vom reinsten Wasser befriedigen musste. Ebenso war Graefe gezwungen, bei den ersten Consultationen mit seinen Berliner Collegen, mit grösster Energie die Präponderanz und Wichtigkeit der örtlichen Behandlung zu betonen und die allgemeine Therapie auf die zweite oder dritte Stelle zu verweisen, um den hartnäckigen Widerstand, welchen ihm der hergebrachte Schlendrian in der Augenheilkunde entgegensetzte, zu besiegen. Später freilich, als der Augenspiegel bei Albuminurie, Diabetes, u. m. d. schon in früheren Stadien die Diagnose sicherte, ehe der Complex der Gesammterscheinungen das Krankeitsbild vervollständigte, als aus dem Vorhandensein einer Augenmuskellähmung oder sonstiger Erscheinungen am Auge auf das Bestehen einer das Leben bedrohenden Hirn-Affektion gedeutet wurde, und die Autopsie die Vorhersage bestätigte, — da waren die Collegen einstimmig in ihrer Bewunderung der „feinen Diagnostik Graefe's“.

Die ganze, 480 Seiten starke, erste Abtheilung des ersten Bandes vom Archive ist — mit Ausnahme dreier Aufsätze, welche zusammen 86 Seiten umfassen — allein mit Graefe's eigenen Arbeiten ausgefüllt. Von diesen gehören die drei grösseren „Beiträge zur Physiologie und Pathologie der schiefen Augenmuskeln“, „Ueber Doppelsehen nach Schieloperationen und Incongruenz der Netzhäute“, und „Ueber die diphtheritische conjunctivitis und die Anwendung des causticum bei akuten Entzündungen“ zu den Fundamental-Artikeln seiner Lehre. Von den kürzeren „Mittheilungen von Krankheitsfällen vermischten Inhalts“ betreffen die 9 ersten Affektionen der Thränenwerkzeuge, 1 die Kerektasien, 1 die neuroparalytische Hornhautaffektion, 1 die mydriasis, 5 cataracta und Linsen-Dislokationen, 1 die Glaskörper-Opacitäten, 1 die Netzhautablösung, 1 das Wesen des glaucoma, 1 die Puls-Phänomene auf der Netzhaut, 1 die sclerotico-chorioiditis post., 1 die Ruptur der chorioidea, 1 das gänzliche Fehlen der Netzhautgefässe, 1 Heilungen bei schweren Verletzungen des Auges, 1 Tumoren, 2 Affektionen der orbita, 1 den Sektionsbefund bei Oculomotorius-Lähmung, 1 einen Fall von Blepharospasmus mit hinzugetretenen allgemeinen Convulsionen, geheilt durch die Durchschneidung des Supraorbitalnerven, 2 endlich das Vorkommen von Cysticercen in der vorderen Kammer und in den tieferen Theilen des Auges.

In einer „Nachschrift" sagt Graefe: „Am Schlusse dieser Blätter freue ich mich mittheilen zu können, dass die Herren Arlt und Donders der Redaktion dieses Archivs beigetreten sind. Die anerkannten hohen Verdienste dieser beiden Männer um die ophthalmologische Wissenschaft geben für die Zukunft des Werkes eine sicherere Bürgschaft, als meine beschränkten Leistungen jemals hätten geben können. Aber in solchem Vereine fühlen sich auch schwache Kräfte stark, und der Gedanke, ein Organ zu fördern, welches in dieser neuen Form wohl kaum ohne Einfluss auf das ganze ophthalmologische Studium bleiben möchte, soll mich zu angestrengter Thätigkeit ermuntern."

Die literarische Gemeinschaft mit Arlt ergab sich von selbst, bei der Gemeinsamkeit der Ziele, welche beide bei ihrer ophthalmologischen Thätigkeit verfolgten, und bei der innigen Freundschaft, welche sie mit einander verband. Von der allergrössten Bedeutung für die fernere Entwickelung der ophthalmologischen Wissenschaft aber war der Hinzutritt des berühmten holländischen Physiologen Donders, welcher neben den übrigen Disciplinen, die er vortrug, sich in letzter Zeit auch der Augenheilkunde als Lehrer, ausübender Arzt und Operateur zugewendet hatte. Von den vielen bahnbrechenden Arbeiten anatomisch-physiologisch-optischen Inhalts, welche er im Archiv veröffentlichte, seien hier nur seine Meister-Untersuchungen über „die Anomalien der Refraction und Accommodation des Auges“ erwähnt, durch welche er bekanntlich eine totale Umwälzung in den Anschauungen über dieses Capitel der Augenheilkunde hervorrief, indem er dem normalen-emmetropischen Auge die beiden ametropischen, das kurzsichtige und das übersichtige entgegenstellte, die Weitsichtigkeit aber aus dem Gebiete der Refraction in das der Accommodation verwies, und das scheinbar ungeheuerliche lehrte, dass "jemand unter gewissen Bedingungen zu gleicher Zeit kurzsichtig und weitsichtig sein könne“. Ebenso ist die seit Thomas Young's Zeiten fast vollständig verloren gegangene Lehre vom regelmässigen und unregelmässigen Astigmatismus des menschlichen Auges, und die Correction dieses Zustandes durch die entsprechenden cylindrischen Gläser von ihm wieder in Wissenschaft und Praxis eingeführt worden.

Die zweite, 1855 erschienene, Abtheilung vom ersten Bande des Archivs enthält die epochemachende Arbeit von Helmholtz „Ueber die Accommodation des Auges“, ferner „Untersuchungen über die sichtbaren Erscheinungen der Blutbewegung im Auge“, und „Beiträge zur pathologischen Anatomie des Auges“ von Donders, „Anatomisch-physiologische und pathologische Bemerkungen über den Thränenschlauch“ von Arlt, endlich „Ophthalmoskopische Notizen“ von Liebreich, in denen der „seitlichen Beleuchtung“ und der „mikroskopischen Untersuchung am lebenden Auge“, diesen beiden so überaus wichtigen Hülfsmitteln der Diagnostik, eingehende Besprechung gewidmet wird. Graefe selbst lieferte für diesen Band nur „Kleinere Mittheilungen“, von denen die „Bemerkungen über glaucom, besonders über den bei dieser Krankheit vorkommenden Arterienpuls auf der Netzhaut“, und „Neue Fälle von Trochlearis-Lähmung nebst einigen semiotischen Bemerkungen“ besonders hervorzuheben sind.

Der erste Aufsatz Graefe's „Beiträge zur Physiologie und Pathologie der schiefen Augenmuskeln“ beginnt mit dem Axiome: „es sind wohl heute alle Forscher darüber einig, dass die gewöhnlichen Bewegungen des menschlichen Auges nicht als Ortsveränderungen, sondern als Rotationen um einen, nahezu im Centrum des Organes liegenden, unbeweglichen Drehpunkt aufzufassen sind.“ Dann heisst es im weiteren Verlaufe der sich hieran knüpfenden Deductionen: „stellt nun wirklich das Centrum des Augapfels den unbeweglichen Drehpunkt dar, so kann über die Kraftrichtung eines bestimmten Muskelpaares, vorausgesetzt, dass die beiden Muskeln in einer Ebene liegen, kein Zweifel obwalten: nothwendig muss der auf der gemeinschaftlichen Ebene beider Muskeln senkrechte Diameter der fraglichen Muskelwirkung als Drehungsaxe dienen. Das physiologische Experiment, ohne Verschiebung des Drehpunktes die betreffenden Muskeln anzuziehen, oder sie durch Galvanisirung ihrer Nerven zur Contraktion zu veranlassen, kann niemals ein der anatomischen Präsumption entgegengesetztes Resultat herbeiführen. — Beim Menschen und Affen wird die Drehungsaxe der Obliqui mit ihrem vorderen Ende nach aussen vom vorderen Pol, mit ihrem hinteren Ende nach innen vom hinteren Pol liegen, der m. obliquus sup. wird die Hornhaut nach aussen und unten, der obliquus inf. nach oben und aussen rollen. Combiniren sich die beiden Muskeln, so wird die Hornhaut nach aussen gewendet, und zwar in maximo so weit, dass ihre Mitte in das vordere Ende der Drehungsaxe fällt. — Ist, wenn wir von der mittleren Stellung der Hornhaut, als von der Gleichgewichtsstellung ausgehen, der Einfluss der Obliqui auf die Hornhaut bei verschiedenen Thieren ein sehr verschiedener, so haben sie eine andere Wirkung bei allen Thieren gemeinsam, nämlich auf die Stellung der Meridiane: bei allen neigt der Obliquus sup. den vertikalen Meridian nach innen, der Obliquus inf. nach aussen, bei der gemeinschaftlichen Zusammenziehung beider Muskeln hebt sich die Wirkung auf die Meridiane auf. — Wie an Thieren die isolirte Wirkung der Obliqui experimentell darstellbar ist, so kann man sich auch am Menschen nicht selten von derselben überzeugen. Sind z. B. mehrere gerade Augenmuskeln gelähmt, so ist oft der Zug der Obliqui, welcher sich in der gewöhnlichen Zusammenwirkung der Muskeltraktionen verliert, deutlich zu erkennen. So bemerkt man nicht selten bei Lähmungen des Oculomotorius, wenn der Kranke nach unten zu sehen strebt, eine Rollung der Hornhaut nach aussen und unten, welche sich durch eine auffallende Verschiebung der Meridiane sowohl an den Bindehautgefässen als an der Iris charakterisirt; da nämlich in solchen Fällen der vom n. oculomotorius versehene m. rectus inferior nicht agirt, so ist der m. trochlearis der einzige wirkungsfähige Muskel, der nach unten zieht. Dieser Zug muss aber der Kraftrichtung des letztgenannten Muskels conform, nicht gerade nach unten, sondern rollend nach aussen und unten wirken. — Ein analoges Verhältniss hatte ich, wiewohl seltener, bei Lähmung d. m. rectus superior zu beobachten Gelegenheit, wenn nämlich statt seiner der obliquus inferior die Hornhaut nach aussen und oben rollt. — Eine wenn auch nur approximative Anschauung der Richtung, in welcher die Obliqui wirken, erhält man bei Convulsionen in dem Gebiet dieser Muskeln. Der nystagmus der schiefen Augenmuskeln ist in Verbindung mit nystagmus der geraden Augenmuskeln ein sehr häufiges Phänomen, die Bewegungen sind aber zu verwirrt, um aus denselben Schlüsse zu ziehen; dagegen habe ich einige Fälle von nystagmus beobachtet, wo die Zuckungen nur von den schiefen Augenmuskeln ausgingen und excursiv genug waren, um die Richtung genau zu studiren: radförmig drehte sich die Hornhaut bald mit einer kleinen Ablenkung nach aussen und unten, bald mit einer ähnlichen nach aussen und oben. Der Rhythmus der Zuckungen variirt übrigens bedeutend, je nach der Richtung der Sehaxe, wie es auch für den nystagmus der geraden Augenmuskeln der Fall ist. —

Die angegebene Wirkung der Obliqui beim Mensehen kann man auch leicht durch die Verhältnisse der Diplopie prüfen. Wenn z. B. bei Lähmung des oculomotorius der Trochlearis-Zug beim Blicke nach unten eintritt, so wird die ohnehin bestehende Divergenz der beiden Sehaxen vermehrt, und demgemäss wird auch der Abstand der gekreuzten Doppelbilder zunehmen. Ist keine spontane Diplopie vorhanden, so gelingt es, wie schon Böhm in seinem Buche über das Schielen erwähnt, häufig, durch gefärbte Gläser dieselbe einzuleiten. Es scheinen mir zu diesem Zwecke ziemlich dunkle, violette Gläser am passendsten; diese werden vor das gesunde Auge gehalten, dessen verhältnissmässig helleres Bild abgeschwächt und hierdurch in ein äquivalenteres Verhältniss zum Bilde des kranken Auges gebracht wird. Dies ist auch ein gutes Mittel, um das physiologische Doppelsehen zu prüfen, wenn wegen verschiedener Excentricität oder wegen Unterschied in der Sehkraft das eine Bild bedeutend schwächer ist als das andere. — Als ein noch wirksameres Verfahren fand ich in vielen Fällen die Anwendung prismatischer Gläser, wodurch die Excentricität des schwächeren Bildes verringert und so dasselbe auf einen sehkräftigeren Theil der Netzhaut geleitet wird. Natürlich muss hier, wenn es sich um den absoluten Abstand der Bilder auf der Netzhaut handelt, bie Brechkraft des Prisma selbst mit in Berechnung gezogen werden. Neben diesem zunehmenden Abstand tritt ein namhafter Höhenunterschied zwischen beiden Bildern ein; sofern nämlich die Hornhaut des paralysirten Auges durch den m. trochlearis allein lange nicht in dem Maasse nach unten bewegt wird, wie auf dem anderen Auge durch die gemeinschaftliche Wirkung des rectus inferior und des trochlearis, so fällt das Netzhautbild im paralysirten Auge auf die obere Netzhauthälfte und wird unter das Bild des fixirenden, gesunden Auges projicirt. Ferner wird am Doppelbilde des paralysirten Auges während des Trochlearis-Zuges eine auffallende Schiefheit bemerkt; sofern nämlich der trochlearis den vertikalen Meridian nach innen neigt, so erscheint das Bild eines vertikalen Gegenstandes nach aussen geneigt. (Wird der vertikale Meridian für eine bestimmte Rollung des Auges normwidrig nach einer Seite geneigt, so fällt das Bild eines vertikalen Objekts nicht in denselben, sondern in einen anderen Meridian, der bei richtiger Stellung gerade in umgekehrter Weise geneigt ist, als der pathologisch abgelenkte vertikale Meridian. Der vertikale Gegenstand muss daher nach dem Gesetze, dass das Gesichtsobjekt und sein Netzhautbild der Richtung nach in Einer Meridianebene liegen, auch in dieser umgekehrten Weise schief erscheinen.) — Bei Lähmung des abducens, wenn durch die Zusammenwirkung beider schiefen Augenmuskeln die sehr beschränkte Aussenstellung der Hornhaut zu Stande kommt, sieht man, dass das Bild des paralysirten Auges bald höher, bald tiefer steht, als das des gesunden; zuweilen giebt es der Kranke wie ein wellenförmiges Auf- und Abwärtsschwanken an. Eine Schiefheit, bald nach dem einen, bald nach dem anderen Muskel muss theoretisch hierbei ebenfalls eintreten, doch ist sie bei den kurzen Zuckungen wohl eine sehr geringe, so dass es mir trotz sorgfältiger Ausgleichung der Abstände durch prismatische Gläser in keinem Falle gelungen ist, dieselbe nachzuweisen. — Nystagmus der schiefen Augenmuskeln sah ich nie mit Doppelsehen verbunden. — In einzelnen Fällen von Oculomotorius-Lähmungen, wo die Angaben der Kranken hinlänglich zuverlässig und consequent sind, kann man während des Trochlearis-Zuges den Gang des Doppelbildes graphisch darstellen und hieraus die Axe der Bewegung berechnen, woraus sich ergiebt, dass dieselbe in der That um 30—35° von der Sehaxe abweicht, was mit der Berechnung vollkommen stimmt. — Die Berechnung der pathologischen Stellung des Auges aus der Lage des Doppelbildes, welche oft von hohem physiologischen und diagnostischen Interesse ist, pflege ich auf folgende Weise vorzunehmen. Eine grosse Tafel, welche in sehr viele numerirte Quadrate getheilt ist, wird in einer möglichst weiten Entfernung vom Kranken aufgestellt. Vor derselben ist auf einer entsprechenden Vorrichtung ein scharf begrenzter, leuchtender Körper, am besten ein kleines Licht, verschiebbar. Der Kopf des Kranken wird nun genau so fixirt, dass die Angesichtsfläche der Tafel parallel bleibt, und hierauf das Licht vom Centrum der Tafel allmälig nach oben, unten und beiden Seiten bewegt; für eine jede Stellung des Lichtes wird das Quadrat markirt, in welches das Doppelbild fällt. Da nun die Entfernung der Tafel von dem Kopfe gegeben ist, so lässt sich die Excentricität des Netzhautbildes im kranken Auge leicht bestimmen, denn es verhält sich die scheinbare Distanz der beiden Bilder zu dieser Excentricität, wie sich die Entfernung der Tafel vom Auge verhält zur Entfernung des Kreuzungspunktes der Lichtstrahlen von der Netzhaut. — Ein anderes Mittel, die Excentricität der Bilder direkt zu bestimmen, besteht in der Anwendung prismatischer Gläser: die Stärke des Prisma, welches die Doppelbilder an einander bringt, wird direkt zu dieser Bestimmung benutzt. So viel eine solche direkte Ermittelung für sich hat, so müssen erhebliche Fehlerquellen hierbei vermieden werden; ändert doch jede Verschiebung des Prisma gegen die Axe der einfallenden Lichtstrahlen dessen Brechkraft; ferner werden die nahe an einander gebrachten Bilder durch willkürliche Muskelcontraktionen im kranken oder gesunden Auge leicht verschmolzen, wodurch die resultirende Excentricität zu gering ausfällt. — Noch ein anderes Mittel, dem ich wegen Vermeidung des letztgenannten Uebelstandes den Vorzug geben möchte, besteht ebenfalls in der Anwendung der prismatischen Gläser, jedoch in einer anderen Weise. Nachdem die Distanz der Doppelbilder an der Tafel für eine bestimmte Stellung markirt ist, wird das kranke Auge geschlossen, und die Ermittelung der Excentricität unter Umdrehung der Fragestellung auf das gesunde Auge übertragen, welches in der früheren Fixation verharrte. Ein Prisma wird nun so vor das Auge geschoben, dass es mit seiner Basis die Hälfte der Pupille deckt, während die andere Hälfte frei ist; hierdurch entsteht diplopia monocularis; das eine Bild rührt von dem frei durch die Pupille einfallenden Lichte, das andere von dem im Prisma gebrochenen Lichte her. Es ist leicht, dem Prisma durch Drehung eine solche Stellung zu geben, dass das excentrische Bild nach der Richtung des früher gesehenen auf der Tafel markirten Doppelbildes projicirt wird; dass es vollends mit diesem zusammenfalle, hängt nur von der Stärke des gewählten Prisma ab, und diese bestimmt den Grad der Excentricität; es ist dies dasselbe Mittel, welches ich zur Bestimmung der Excentricität, Grösse, Form des blinden Flecks angerathen habe. — Aus den Beobachtungen, die ich in einer sehr grossen Reihe von Augenmuskellähmungen, Muskeldurchschneidungen auf alle erdenkliche Weise und nicht ohne grosse Mühe vervielfältigt habe, geht hervor, dass die Thätigkeit der schiefen Augenmuskeln durchaus eine willkürliche ist, und dass dieselben in dieser Beziehung gegen die einst verbreitete Anschauung mit den geraden Augenmuskeln vollkommen gleich berechtigt sind.“ —

Nach einer ausführlichen Darlegung der zu dieser Zeit in Deutschland noch sehr wenig bekannten Donders'schen Untersuchungen über die associirten Bewegungendes Auges heisst es weiter:

„Nach dem Gesagten glaube ich, dass die von mir beobachteten Fälle die ersten sind, wo eine reine Lähmung des Trochlearis den Resultaten der neueren Physiologie gemäss constatirt worden ist. — Was zunächst die objective Stellung der Hornhäute anbetrifft, so scheint dieselbe beim Blick geradeaus ziemlich normal zu sein, prüft man dieselbe dagegen, wenn ein bestimmter Punkt scharf angesehen wird, so findet man, dass die Hornhaut des einen Auges um etwas höher und zugleich eine Spur mehr nach innen steht, als sie stehen sollte; wird nämlich das gesunde Auge verschlossen, so weicht diese Hornhaut von ihrer früheren Lage nach unten und eine Spur nach aussen ab. Beobachten wir, was während dieser Zeit die Hornhaut des gesunden Auges unter der deckenden Hand thut, so sehen wir, dass dieselbe nach unten und etwas nach innen gegangen ist, und zwar um einiges mehr, als die ursprüngliche Ablenkung des kranken Auges betrug.*) — Gehen

*) Diese Erscheinung rührt lediglich von der Störung des Muskelgefühls her. Um nämlich dem Auge die erforderliche Stellung zu geben, muss der schwächer innervirte Muskel einen starken Contraktions-Impuls empfangen, welcher für normale Verhältnisse der Innervation eine weit excursivere Zusammenziehung des Muskels bewirken würde; es ist also dem Kranken gleichsam so zu Muthe, als richte er das Auge weit mehr nach der entsprechenden Richtung hin, als es wirklich der Fall ist, und demgemäss setzt er auch das ganze Gesichtsfeld viel mehr nach dieser Richtung hin. Die Physiologie des Gesichts beweist uns, dass die Lage der Bilder auf der Netzhaut wohl für das scheinbare Zueinander der Gesichtsobjekte den genauen Regulator abgiebt, dass aber die Lokalisation des Gesichtsfeldes im allgemeinen wesentlich vom Gefühl der Contraction in unseren Augenmuskeln abhängt. Die zum Theil anatomisch angelegte, zum Theil durch Uebung erworbene Harmonie zwischen der Augenstellung, Kopfstellung, Körperhaltung heisst uns das Gesichtsfeld in gewohnter Weise projiciren. Ist demnach die Innervation, welche der Bewegung des Auges dient, alienirt, so wird auch das Urtheil über die Lage des Gesichtsfeldes zu unserem Körper verrückt sein; Scheinbewegungen, die sonst beim Wandern des Blickes auf der Netzhaut durch das Muskelgefühl corrigirt werden, sehen wir in solchen Fällen zur Wahrnehmung gelangen. In diesen Umständen beruht auch der Gesichtsschwindel, den wir bei Augenmuskellähmungen so häufig wahrnehmen. Wird das gesunde Auge geschlossen, so geht selbst bei vollkommener Fixation mit dem betroffenen Auge der Kranke nicht gerade auf das Ziel, sondern irrt nach der Seite des paralysirten Muskels an demselben vorüber, oder lenkt bei langsamerer Bewegung allmälig, seinen Irrthum bemerkend, auf dasselbe ein. — Auf eine für die Heilung der Augenmuskellähmungen sehr einflussreiche Weise zeigt sich die Richtigkeit dieser Erklärung durch eine im vollkommen gesunden Auge eintretende Ablenkung nach Seiten des associirten Muskels, welche eintritt, sowie der paretische Muskel des kranken Auges beansprucht wird. Lassen wir z. B. bei einer Parese des abducens das kranke Auge einen leicht nach aussen liegenden Gegenstand fixiren, so tritt sofort ein strabismus convergens des gesunden Auges

wir mit dem Gegenstande nach unten, so nimmt die krankhafte Stellung des afficirten Auges immer mehr an Deutlichkeit zu, dasselbe bleibt nämlich immer mehr und mehr nach oben zurück, und die anfangs kaum merkliche Ablenkung nach innen gewinnt dermaassen, dass man schlechthin sagen kann: es tritt beim Sehen nach unten convergirendes Schielen auf. — Gehen wir dagegen mit dem Gegenstande nach oben, so entschwindet entweder hart an der Horizontalebene oder ein weniges über derselben jede Spur von krankhafter Stellung, so dass die Sehaxen nun vollkommen eingerichtet sind. Dasselbe findet statt, wenn wir mit dem Gegenstande in dem oberen Theile des

---

ein, und zwar wird der Grad der Ablenkung um so höher sein, als das Innervationshinderniss im kranken abducens entwickelt ist; denn da nach den Gesetzen der associirten Bewegungen zwischen dem Willensimpuls, der auf den abducens der einen und den rectus internus der anderen Seite wirkt, immer ein gewisses Verhältniss stattfindet, so wird der Unterschied der wirklichen Excursionen um so erheblicher sein, als die Zusammenziehung des einen von beiden Muskeln behindert ist. — Die Berechnung aus der Diplopie giebt mannigfache interessante physiologische Resultate; ja es lassen sich, wenn z. B. bei einer Lähmung des abducens das eine Auge nicht über die Mittellinie herausrückt, durch die scheinbaren Abstände der Doppelbilder Rückschlüsse auf die Lage der Knotenpunkte machen. Auch für die Bestimmung der Lage und Form des blinden Fleckes habe ich solche Fälle benutzt: es verschwindet nämlich bei einer gewissen seitlichen Haltung des Objekts das eine Doppelbild, und kehrt erst wieder, wenn eine gewisse Grenze überschritten ist. Interessant ist es hierbei, dass der blinde Fleck nicht durch Nachahmung des vom gesunden Auge wahrgenommenen Bildes, sondern immer auf die einfachste und natürlichste Weise vom Urtheil ausgefüllt wird. Wird z. B. ein Leuchter mit brennendem Lichte als Gesichtsobject genommen, und bei einer Lähmung des abducens in der Weise nach aussen vom betreffenden Auge gehalten, dass das Licht in den blinden Fleck, die Flamme über denselben, der Leuchter unter denselben fällt, so verlängert das Urtheil des Kranken die Flamme bis an das obere Ende des Leuchters, ohne zwischen Leuchter und Flamme ein Licht zu setzen, wie es sich doch in dem Bilde des gesunden Auges vorfindet.

Gesichtsfeldes nach links oder rechts herübergehen. — Verrücken wir aber denselben in der unteren Hälfte des Gesichtsfeldes seitlich, so gewahren wir in der vorhandenen Ablenkung namhafte Verschiedenheiten: rückt nämlich der Gegenstand nach der vom betroffenen Auge entgegengesetzten Seite, so wird die Ablenkung nach innen immer undeutlicher, die Ablenkung nach oben dagegen immer beträchtlicher. Wird aber der Gegenstand nach der dem betroffenen Auge gleichnamigen Seite gebracht, so nimmt beides ab, und die Sehaxe des kranken Auges zeigt, wenn der Gegenstand sich möglichst nach unten und circa 20° nach aussen befindet, nur noch eine geringe Ablenkung nach oben und innen. —

Der Drehpunkt des Auges muss theoretisch bei der Lähmung des Trochlearis etwas nach hinten verrückt sein. In dreien unserer Fälle konnte aber kein Unterschied in der Prominenz der Augen nachgewiesen werden; nur in einem war das kranke Auge entschieden etwas zurückgezogener, als das andere. Ich brauche nicht zu erwähnen, dass, um hierüber ein sicheres Urtheil zu fällen, von Verschiedenheiten der Oeffnung der Lidspalte u. s. w. Rechnung abgelegt werden muss. Nach Angabe des Kranken, war dieser Unterschied früher nicht vorhanden gewesen, auch schien derselbe sich zu verringern, als die Charaktere der Trochlearis-Lähmung denen von concomitirendem Schielen mehr und mehr Platz machten.*) — Die natürliche Kopfhaltung der Kranken ist eine ziemlich charakteristische: anfangs tragen sie den Kopf gerade nach vorn, und unterscheiden sich nur wenig von solchen, die an Lähmung

*) Von dieser Verrückung des Drehpunktes hängt es vielleicht ab, wenn die Resultate des Doppelsehens mit der Berechnung nicht immer absolut, sondern approximativ zusammenfallen. Kleine Aberrationen hierin dürfen uns überhaupt nicht befremden, da ja bei jedem Doppelsehen wegen der Antipathie des Sehaktes ein gewisser Kampf der Augenmuskeln eingeleitet wird, der einige Schwankungen in der Distanz und Richtung der Bilder bedingt.

des Rectus inf. leiden, sie thun dies deshalb, um alle Gesichtsobjekte möglichst in den oberen Theil des Gesichtsfeldes zu bringen und so das Doppelsehen zu umgehen. Sehr bald unterscheidet sich aber die Kopfhaltung bei Trochlearis-Lähmung von der bei Lähmung des Rectus inf. dadurch, dass der Kranke gleichzeitig den Kopf etwas um seine verticale Axe nach der entgegengesetzten Seite dreht, damit er die Gegenstände nicht bloss nach oben, sondern auch in der mit der Krankheit gleichnamigen Hälfte des Gesichtsfeldes sieht, denn für diese Stellung fühlt er sich im Einfachsehen am sichersten, und zwar um so mehr, wenn durch beginnende Secundärcontractur des Obliquus inf. die Grenze des Doppelsehens sich auf der gesunden Seite über den Horizont erhebt. Je entschiedener die Vermehrung in der Spannung des letztgenannten Muskels wird, desto ausgepragter wird auch die Kopfdrehung um die vertikale Axe. Später, wenn die schielende Stellung durch das ganze Gesichtsfeld geht, pflegt zwar die angenommene Kopfhaltung in gewissem Grade aus Gewohnheit fortzubestehen, wird aber doch weniger forcirt, da ihre Zweckmässigkeit für den Sehakt mehr und mehr erlischt. Der Kranke kann nun die Doppelbilder nicht mehr in eins zusammenschmelzen und er muss sich dadurch helfen, dass er entweder ein Auge schliesst, oder dass er ein Doppelbild physiologisch unterdrückt, oder dadurch, dass er es durch die Contraction eines anderen Augenmuskels so weit ablenkt, bis es der grossen Excentricität wegen an störendem Einfluss auf das das Sehvermögen verliert.

Es sind ferner noch zwei physiologische Wahrheiten, die in den beobachteten Trochlearis-Lähmungen ihre Bestätigung finden: 1) die Abwesenheit der von Hueck angenommenen Rollbewegungen. Wurde nämlich die Sehaxe senkrecht auf der Gesichtsfläche erhalten, so nahm die Schiefheit der Bilder bei der Neigung des Kopfes zur Schulter nicht zu. Um den Versuch noch genauer anzustellen, rief ich durch ein mit der Basis nach unten und etwas nach aussen vor das kranke Auge angelegtes Prisma bei der Geradeausrichtung der Sehaxen Einfachsehen hervor, welches durch die für diese Stellung ausserordentlich geringe Schiefheit nicht gestört wurde. Dieses Einfachsehen blieb ungestört, wenn der Kopf genau um seine von vorn nach hinten gehende Axe gedreht wurde. 2) Konnte man bestätigen, dass die von Donders angegebenen Ablenkungen der Meridiane, die von der Kopfbeugung nach hinten oder vorn abhängig sind, wie es der genannte Autor behauptet, an eine Thätigkeit der schiefen Augenmuskeln nicht gebunden sind, sondern lediglich von der Drehung des Auges um seine verticale Axe abhängen; denn immer verhielt sich das Doppelsehen bei diesen Stellungen wie bei der nämlichen Haltung der Sehaxe unter verticaler Stellnng des Kopfes. Das Sehvermögen war in keinem unserer Fälle erheblich gestört, so dass die Tragweite selbst für die kleinsten Objekte von der des gesunden nicht wesentlich abwich. — Die Accommodation zeigte sich ziemlich normal; nur in der Richtung nach unten und innen schien sie weniger ausdauernd und weniger excursiv, offenbar wegen der mühsamen Einstellung der Sehaxen.

Recapituliren wir noch einmal: das Hauptsymptom der Trochlearis-Lähmung bildet ein beim Blicke nach unten sich einstellendes Schielen mit der entsprechenden Diplopie: das Auge bleibt nämlich nach oben uud innen zurück, das demselben zukommende Doppelbild liegt etwas auf der Seite des schielenden Auges, namhaft tiefer, und zeigt ausserdem eine deutliche Schiefheit durch Neigung nach innen.

„Es kann keineswegs in meiner Absicht liegen, durch das Gesagte einen noch ziemlich neuen und mit Schwierigkeit vielfach beladenen Gegenstand der Pathologie zu erschöpfen, aber so viel scheint mir dadurch erreicht zu sein, dass eine mit den Ergebnissen der Physiologie übereinstimmennde Diagnose der Trochlearis-Lähmung ohne Bedenken in den Bereich der ophthalmologischen Praxis eingeführt werden kann.“

Der zweite Aufsatz: „Ueber das Doppelsehen nach Schiel-Operationen und Incongruenz der Netzhäute“ geht ebenfalls von der Identitätslehre aus, und beginnt folgendermaassen: „Da dem Principe der Identität beider Netzhäute zufolge das Gesichtsobjekt nur dann im gemeinschaftlichen Sehen einfach erscheinen kann, wenn die beiderseitigen Sehaxen auf dasselbe gerichtet sind, so muss eine jede pathologische Ablenkung der einen Sehaxe zu Erscheinungen von Doppelsehen Veranlassung geben. Die genauere Lage und Entfernung der Doppelbilder wird von der Richtung und dem Grade der Excentricität auf der Netzhaut abhängig sein. Ist die Sehaxe nach innen abgelenkt, so wird auch das vom Gesichtsobjekt kommende Licht das Bild im inneren Theile der Netzhaut entwerfen, und es wird den Gesetzen der Projektion gemäss das dem Auge zukommende Doppelbild an die Aussenseite versetzt, so dass das linke Bild dem linken, das rechte Bild dem rechten Auge angehört. Ist die Sehaxe dagegen nach aussen abgeleitet, so wird auch das Netzhautbild im äusseren Theile des Augapfels liegen und wird, nach der entgegengesetzten Seite herüber projicirt, ein Doppelsehen mit gekreuzten Bildern bedingen, wobei also das rechte Bild dem linken Auge, das linke dem rechten Auge angehört. Aus denselben Gründen wird eine Ablenkung der Sehaxe nach unten ein über dem Bilde des gesunden Auges liegendes Doppelbild hervorrufen, während bei einer Ablenkung nach oben eine umgekehrte Lage stattfindet. Ist die Sehaxe nicht gerade nach innen resp. aussen, oder gerade nach oben resp. nach unten, sondern in diagonaler Richtung abgelenkt, so wird auch die entsprechende Abweichung des Doppelbildes beobachtet; man kann die Lage desselben im allgemeinen so formuliren: das Doppelbild des betroffenen Auges ist von dem Bilde des gesunden Auges in der entgegengesetzten Richtung abgewichen, in welcher der vordere Pol des Auges von der fixirenden Stellung des Auges abgewichen ist“.

Nach eingehender Ausführung des Satzes: „sehr leicht kann man sich diese Verhältnisse durch Druckexperimente auf den Augapfel versinnlichen“ heisst es weiter: „Wenn bei diesen Druckexperimenten nicht eine der 4 Hauptrichtungen genau eingehalten wird, so weicht natürlich das erhaltene Doppelbild mehr oder weniger in diagonaler Richtung ab. Die Schiefheiten vertikaler Objekte, welche hierbei für die meisten Stellungen des Doppelbildes beobachtet werden, rühren her: 1) von wirklicher Verschiebung der Meridiane, welche, besonders der Excentricität des Sehnerveneintritts wegen, auch einem vollkommen nach einer Hauptrichtung gezielten Drucke folgt; 2) von dem Einfallen seitlicher Bilder in geneigte Meridiane, wie es optischen Grundsätzen gemäss bei jeder Verrückung der Sehaxe nach oben resp. unten erfolgen muss; drücken wir z. B. die Fingerspitze in den unteren Conjunktivalsack ein, so dass sich dass Doppelbild erhebt, so werden wir nach aussen und oben vom gedrückten Auge gelegene, vertikale Objekte schief nach aussen geneigt, umgekehrt aber nach innen und oben gelegene vertikale Ocjecte schief nach innen geneigt sehen; dies muss der Fall sein, weil bei der Verrückung der Sehaxe nach unten in den genannten Verhältnissen sich das Bild eines vertikalen Gegenstandes nicht in einem mit dem fixirenden Auge gleich geneigten, sondern relativ schiefen Meridiane formirt.

Solche Entstehung von Schiefheit lässt sich noch besser, als bei den Druckversuchen, durch die Anwendung prismatischer Gläser nachweisen, weil hierbei jede wirkliche Verschiebung der Meridiane wegfällt. Ueberhaupt geben dieselben die exacteste Versinnlichung aller besprochenen Verhältnisse: da ein Prisma das Licht nach seiner Basis hin ablenkt, so wird es, vor ein Auge gehalten, den Lichteinfall gerade in derselben Weise verändern, als wenn das Auge mit seinem vorderen Pol gegen die Basis des Prisma abgelenkt wäre, wobei das entstehende Doppelbild obigen Grundsätzen zufolge nach der entgegengesetzten Seite projicirt wird. — Legen wir nun, um auf die vorhin erwähnten Schiefheiten zurückzukommen, das Prisma mit der Basis nach unten vor ein Auge, so wird das aufgestiegene Doppelbild bei seitlicher Fixation sofort schief, und zwar schief nach aussen geneigt, wenn das Auge nach aussen sieht, umgekehrt, wenn es nach innen sieht. Gerade entgegengesetzt verhält sich die Sache, wenn bei entsprechender Haltung des Prisma das Doppelbild unter das Bild des gesunden Auges gesenkt wird. —

Was für willkührliche Veränderungen in der Einstellung der Sehaxe gilt, gilt natürlich für die pathologischen Abweichungen in derselben Weise, und wir müssen in allen Fällen von Schielen, Muskellähmungen u. s. w. die Gesetze der Diplopie nachweisen können. —

De la Hire's Ansicht, dass der Grund des gewöhnlichen concomitirenden Schielens in einem anomalen Identitätsverhältnisse der Netzhäute läge, konnte unmöglich lange ohne Widerlegung bleiben. Bald ward es eingesehen, dass das schielende Auge unthätig ist d. h. dass die Netzhautbilder desselben im gewöhnlichen Sehakte nicht wahrgenommen werden. — Analysiren wir nun diese jetzt allgemein adoptirte Ansicht genauer und fragen wir uns, ob in der That das schielende Auge zum Sehakte garnichts beiträgt, so müssen wir dies letztere verneinen. Denn 1) lässt sich constant eine seitliche Erweiterung des Gesichtsfeldes, durch das schielende Auge vermittelt nachweisen Fragt man einen Schielenden, der mit dem gesunden Auge geradeaus sieht, über die Grenzen des Gesichtskreises nach der schielenden Seite hin, einmal bei verschlossenem und dann bei geöffnetem schielenden Auge, so wird ein erheblicher Unterschied angegeben. — Die seitliche Erweiterung des Gesichtsfeldes existirt, wiewohl meist in geringerem Umfange, selbst dann noch, wenn die Sehkraft des schielenden Auges bereits so weit gesunken ist, dass die Fixation beim Verschluss des gesunden Auges aberrirt; interessant ist es, dass unter solchen Verhältnissen sowohl für divergirendes als für convergirendes

Schielen stets die innere Netzhautfläche eingestellt wird, so dass bei der intendirten Fixation die Sehaxe nach innen am Gesichtsobjekt vorbeischiesst. Unmöglich können wir diese Erscheinung auf die veränderten Druckverhältnisse und mittelbar daraus entspringenden Gewebsveränderungen der Netzhaut beziehen, da sie, wie erwähnt, für convergentes und divergentes Schielen in derselben Weise vorkommen. Offenbar rührt sie von den Funktionsstörungen her, sofern nämlich der innere Theil der Netzhaut allein noch für qualitative Lichtempfindungen zugängig bleibt, welche Lichtempfindungen sich als seitliche Wahrnehmungen zum Gesichtskreise des anderen Auges summiren, während alle übrigen vom schielenden Auge ausgehenden Eindrücke unterdrückt werden. Dass zu dieser verschiedenen Funktionirung der Netzhauttheile sich allmälig Texturveränderungen hinzugesellen, ist schon jetzt durch ophthalmoskopische Untersuchungen deutlich nachweisbar, doch müssen hierüber die Beobachtungen sich noch mehr häufen. Hier nur so viel, dass ich oft bei Aberration der optischen Axe nach innen den nach aussen von der optischen Papille gelegenen Netzhauttheil weit undurchsichtiger gefunden habe, als den nach innen von derselben gelegenen Theil, was sich besonders durch das undeutliche Erscheinen der Chorioidalgefässe an pigmentarmen Augen zeigt, Wahrnehmungen, für deren Würdigung allemal die genaue Inspection des gesunden Auges zum Maasstabe genommen wurde.

Zweitens lässt sich die Mitwirkung des schielenden Auges dadurch nachweisen, dass die Gesichtsschärfe des gesunden Auges grösser ist, wenn das schielende Auge geöffnet, als wenn dasselbe verschlossen ist. —

Aus dem Gesagten geht hervor, dass das schielende Auge nicht unbedingt unthätig ist, sondern durch die über den ganzen Umfang der Netzhaut ausgedehnte quantitative Lichtempfindung zur Erregung des optischen Apparats, und durch seitliche qualitative Wahrnehmungen zur Vergrösserung des Gesichtsfeldes beiträgt. — Bei der eigenthümlichen Complikation dieser Verhältnisse ist es wahrlich nicht zu verwundern, wenn man dereinst an anomale Identität beim strabismus gedacht hat, und doch giebt es bei genauerer Untersuchung vielleicht nichts, was die Identität glänzender bestätigt, als die Prüfung des Doppelsehens, welches künstlich beim Schielen hervorgerufen wird, und welches häufig spontan nach der Operation des Schielens auftritt. —

Es kommen nun Fälle vor, wo nach vorangegangenen Schieloperationen Widersprüche zwischen den Verhältnissen der Diplopie und der Sehaxenstellung beobachtet werden.

Vor einem halben Jahre consultirte mich ein 22jähriges Mädchen, welches seit der Kindheit an hochgradigem Schielen des linken Auges litt. Bei Verschluss des rechten Auges wurde die Augenaxe des linken nicht richtig eingestellt, sondern schoss circa 25° nach innen am Gesichtsobjekt vorbei, ein Verhältniss, was für die verschiedenste seitliche Haltung des Objekts sich immer gleich blieb; das Auge war dabei in hohem Grade schwachsichtig, die Kranke konnte Finger nur in einigen Fuss Entfernung zählen und von einer Schrift von 5‴ Höhe einzelne Buchstaben mühsam entziffern. Ich glaubte nichts anderes vor mir zu haben, als jenes bei inveterirtem monolateralen Schielen so häufige Phänomen, welches ich oben beschrieben habe. Obwohl ich mir bewusst bin, dass solche Fälle für die Operation insofern sehr ungünstig sind, als eine eigentliche Wiederherstellung des Sehvermögens nicht mehr zu Stande kommt, so schwankte ich doch keinen Augenblick, aus cosmetischen Rücksichten die Tenotomie zu unternehmen, welche ich unter ähnlichen Bedingungen sehr häufig zur Zufriedenheit der Kranken vollführte. — Drei Wochen nach auf beiden Augen verrichteter Operation schienen dieselben in der Entfernung von 8″ bis 2′ approximativ eingerichtet zu sein. Die Kranke sah doppelt, und zwar überall gekreuzte Doppelbilder, deren kolossale Entfernung bei der scheinbar richtigen Einstellung in der That auch einen flüchtigen Beobachter frappiren musste. In 2′ Entfernung waren die Doppelbilder eines in der Mittellinie gehaltenen Objekts 11—12″ weit auseinander, in 10′ Entfernung ungefähr $3\frac{1}{2}'$. Wurde das Objekt von einer Seite nach der anderen bewegt, so zeigte sich kein merklicher Unterschied der Entfernungen; nach oben zu war die Distanz der Bilder bei gleichbleibender Entfernung des Objekts noch grösser, auch war hier eine Spur von Divergenz der Sehaxen wahrnehmbar, aber selbst nach unten, wo sich noch eine erhebliche pathologische Convergenz zeigte, war in gleichen Abständen die Distanz der gekreuzten Doppelbilder nur um ein Viertel kleiner als geradeaus. — Wurde das rechte Auge geschlossen, so wich die Sehaxe des linken behufs der Fixation nach innen ab und schoss noch, wie vor den Operationen um einen Winkel von 25° am Gesichtsobjekt vorbei, zu welchem Zwecke es vor der ersten Operation bedeutend nach aussen, nach der ersten Operation schon um etwas nach innen, von seiner natürlichen Stellung bei geöffnetem rechten Auge hatte abweichen müssen. Das Sehvermögen war nur um eine Spur gebessert. An eine asymmetrische Form des bulbus als Erklärung dieser Erscheinung konnte ich natürlich nicht denken, denn einmal war ja die Entfernung der Doppelbilder viel zu beträchtlich, sodann zeigte sich auch bei den mehrere Monate fortgesetzten Beobachtungen nicht das geringste Schwanken in den Angaben.

Für die normalen Identitätsverhältnisse berechnet, hätte die Excentricität (nach der Formel $E = \frac{AA_1 \times \alpha k}{Ak}$) des linksseitigen Bildes 7,5 m. m. betragen müssen, was auf den Drehpunkt bezogen $\left(\sin. \frac{\delta}{2} = \frac{E}{2 \alpha D}\right)$ einem $\angle$ 36° 36′ und einer pathologischen Drehung $\left(\sin. \frac{\delta_1}{2} = \frac{AA}{2\,AD}\right)$ von $\angle$ 26° entspricht. Ich musste also nothwendig auf die Idee der Incongruenz kommen, welche von vorn herein für diesen Fall weit mehr für sich hatte, da behufs der Fixation nicht die Augenaxe, sondern eine vicariirende Axe eingestellt wurde.

Es handelte sich vor allen Dingen darum, zu beweisen, ob derjenige Netzhauttheil, welcher bei der gewöhnlichen, vorbeischiessenden Fixation eingerichtet wurde, in der That mit der Macula lutea des anderen Auges identisch war. Mich hiervon zu überzeugen, liess ich ein in der Mittellinie gelegenes ungefähr 2′ entferntes Object ansehen, wobei die oben angegebenen Doppelbilder sich zeigten, hierauf fasste ich mit einer Hakenpincette eine Conjunktivalfalte des linken Auges und zog nun, während das rechte Auge immer in der Fixation blieb, den linken bulbus von seiner ursprünglichen Stellung mehr und mehr nach innen ab. Hierbei näherten sich die gekreuzten Doppelbilder; als die Entfernung derselben von 11″ auf 6¼″ verringert war, wurde das dem linken Auge zukommende Bild in seinem mittleren Theile undeutlich oder verschwand vollkommen, wenn das Gesichtsobjekt klein genug war. Wurde endlich das linke Auge noch mehr nach innen gewandt, so erschien das Bild wieder deutlicher ca. 5″ von dem anderen Bilde entfernt, ja es nahm an Schärfe zu, je mehr es sich dem anderen Bilde näherte, endlich fielen die Bilder zusammen und die Kranke sah einfach. Hierbei hatte die Innenwendung der linken Augenaxe aber schon einen hohen Grad, ca. 25° erreicht. Schloss ich nun bei dieser Stellung das rechte Auge und liess die Pincette vom linken los, während ich der Kranken anempfahl, das frühere Gesichtsobject mit dem linken scharf zu fixiren, so trat nicht die mindeste Veränderung in der letzterwähnten Stellung ein, so dass ich mich durch diesen häufig wiederholten Versuch auf das bestimmteste versichert zu haben glaube, dass derjenige Theil der linken Netzhaut, mit welchem die Kranke fixire, wirklich mit der macula lutea des rechten Auges identisch sei. Das oben angeführte Verschwinden des Doppelbildes musste ich offenbar auf den Mariotte'schen

Fleck beziehen, denn es entsprach einmal die Stellung des linken Auges ungefähr dem Lichteinfall auf diesen Punkt, ferner ergab die Berechnung aus der Distanz der Doppelbilder, dass das Verschwinden zwischen den Excentricitäten 3,25 mm. und 4,1 mm. stattfand, was den Winkelwerthen am Drehpunkte von 15—20°, also der Gegend des Mariotte'schen Fleckes ziemlich genau entspricht; auch wurde das ganze Phänomen von der Kranken so charakteristisch geschildert, dass kaum an eine andere Erklärung zu denken war. — Aus den mitgetheilten Beobachtungen schien mir hervorzugehen, dass das vicariirende Centrum ca. 3,5 mm. nach innen von der innersten Grenze des Mariotte'schen Fleckes auf der Netzhaut lag. Ihre volle Bestätigung erhielten die gewonnenen Anschauungen durch die ophthalmoskopische Untersuchung. Liess ich bei verschlossenem rechten Auge das Loch des Coccius'schen Spiegels von der Kranken fixiren, und machte nun bei möglichst centrirter Haltung eines Convexglases No. $1^3/_4$ die Untersuchung der Netzhaut im umgekehrten Bilde, so lag die Schnervenpapille mit ihrem Centrum ca. um die $2^1/_2$ mal vergrösserte Dimension ihres eigenen Durchmessers excentrisch nach innen in dem Gesichtsfelde, was in umgekehrter Weise ergiebt, dass die wirkliche Lage des fixirenden Theiles um eben so viel nach innen vom Centrum der optischen Papille gelegen.

Ich glaube durch die Beschreibung des genannten Falles den Nachweis geführt zu haben, dass Incongruenz der Netzhaut wirklich vorkommt; ja ich glaube, dass diese Fälle allen früheren als strabismus incongruens angeführten gegenüber zuerst beweisend sind.

In der Voraussetzung, dass Incongruenz der Netzhaut zwar selten, aber doch zuweilen die Ursache des strabismus setzt, würde es wünschenswerth sein, dieselbe vor der Operation zu erkennen. Dass ich nach zwei Fällen von constatirter Incongruenz noch keine sehr feste Grundlage für eine solche Diagnostik geben kann, ist einleuchtend; dennoch werde ich folgendes in dieser Beziehung hervorheben:

1) Das Schielen datirte aus der ersten Lebensperiode, wahrscheinlich von Geburt an; Ophthalmien, Trübungen u. s. w. waren nicht vorhanden; der Beweglichkeitsgrad wie bei gewöhnlichem Schielen.

2) Aberration der optischen Axe beim Verschlusse des gesunden Auges, und zwar in einem ganz constanten Winkel. Dies pflegt für die nach veraltetem Schielen entstandene Aberration nicht der Fall zu sein, sondern es zeigen sich, wenn das Gesichtsobjekt von einer Seite zur anderen herübergebracht wird, meist sichtbare Winkelunterschiede.

3) War das Sehvermögen freilich sehr zehwach, aber doch besser, als es bei gleicher Aberration zu sein pflegt, auch stieg das Erkennen bei künstlicher Vergrösserung durch Convexbrillen erheblich, während dies bei sonstiger Aberration nur in minimem Grade der Fall ist.

4) Würde, wenn der Verdacht der Incongruenz vorhanden ist, nur künstlich hervorgerufenes Doppelsehen mit Sicherheit entscheiden. Durch die Abschwächung des gesunden Auges mittelst violetter Gläser lässt sich dieser Zweck aber nicht erreichen, sondern entweder, indem das Auge künstlich mit einer Pincette herumgedreht wird, oder durch prismatische Gläser.

Ich habe in diesen Zeilen so vieles noch unabgeschlossenes herbeigebracht, dass ich mich nicht scheue, zum Schlusse noch auf eine Reihe von Beobachtungen aufmerksam zu machen, mit deren Erklärung ich mich vergeblich bemüht, und die ich nur in die Kategorie von Antipathien gegen das Einfachsehen zusammenzubringen im Stande bin." —

Die in beiden Aufsätzen ausführlich dargestellten Beobachtungen und Experimente über Wirkung der Augenmuskeln, über die Gesetze des Einfach- und Doppelsehens, über Lage und Schiefheit der Doppelbilder, über die Anwendung prismatischer Gläser, über Netzhaut-Incongruenz — zeigen, dass für die Augenheilkunde speciell die neue Zeit angebrochen ist, welche für das Gesammtgebiet der Medicin mit Virchow's Auftreten bereits begonnen hatte.

Auch der Vorwurf ist gegen Graefe erhoben worden, dass er zwar in seiner Klinik ein Laboratorium eingerichtet habe, dass aber in diesem während der langen Reihe der Jahre nichts „rein wissenschaftliches" „gearbeitet" worden sei. Werden unter jenen „Arbeiten" Themata, wie die Berechnung des Krümmungsradius der Hornhaut u. dergl. m. verstanden, so ist der Vorwurf gerechtfertigt; Aufgaben dieser Art überliess Graefe gern und willig den physiologischen Laboratorien, und war sehr zufrieden, wenn er die Resultate derselben für die Pathologie und Therapie verwenden konnte. Dass jedoch sonst in seiner Klinik „allseitig gearbeitet" worden ist, beweisen, neben Graefe's eigenen literarischen Leistungen, einerseits die im Archiv veröffentlichten Arbeiten von Alfred Graefe, Liebreich, Schweigger, Schelske, Leber, andererseits alle in den letzten 10 Jahren in Deutschland, und die grössere Zahl der in diesem Zeitraume in anderen Ländern erschienenen „Handbücher der Augenheilkunde", welche vollständig auf seinen Vorträgen basiren, und denen bis jetzt — öffentlich wenigstens — noch niemand die „Wissenschaftlichkeit" abgesprochen hat.

In den Herbstferien des Jahres 1852 war Graefe, ohne dass jemand in Berlin etwas davon wusste, auf 8 Tage nach Prag zu Arlt gereist, um dessen alljährlichen Staaroperationen beizuwohnen und immer wieder von dem geliebten Lehrer zu lernen. Seine Assistenten arbeiteten die ersten Tage in gewohnter Weise ruhig fort, da sahen sie sich plötzlich, wie mit einem Zauberschlage, einer Krankheits-Invasion gegenüber, welche anfangs aller Bekämpfung zu spotten drohte. Von den jüngeren Kindern, welche irgend einer Ophthalmie wegen täglich zur Poliklinik gebracht wurden, zeigte eins nach dem anderen, das eine mehr das andere weniger, stark geschwollene Augenlider mit livider Hautfärbung. Aus der Lidspalte sickerte eine dünne Flüssigkeit hervor. Vor grimmem Schmerze wimmerten die armen Kinder. Weder kalte noch warme Umschläge schienen lindernd zu wirken; unaufhaltsam schritt die Affektion vorwärts. Mitten in diese Verhältnisse trat Graefe's Rückkehr. Kaum hatte er die ersten Fälle untersucht, da rief er aus: „das ist diphtheritis conjunctivae." Mit der Diagnose stand auch seine Therapie fest: Blutegel, Eisumschläge, Quecksilber äusserlich und innerlich, Atropin, frühzeitige Paracentese der vorderen Kammer; im späteren Stadium sobald als möglich die Anwendung des causticum.

Der Aufsatz „Ueber diphtheritische conjunctivitis und die Anwendung des Causticum bei akuten Entzündungen" beginnt mit den folgenden Worten:

„Da der Inhalt dieser Zeilen einen der wichtigsten Punkte der ophthalmologischen Praxis betrifft, so sei es mir erlaubt, der Uebersichtlichkeit wegen mich aller theoretischen Diskussionen und historischen Anführungen möglichst zu enthalten; die Abhandlung würde dadurch an Dimension bedeutend gewinnen, ohne vielleicht eine grössere Ausbeute zu liefern, denn wir müssen offen gestehen, dass das Studium der diphtheritischen Ophthalmie bisher sowohl in der Klinik als in der Literatur vernachlässigt wurde, so dass wir gezwungen waren, in diagnostischer und therapeutischer Beziehung uns lediglich auf unsere eigenen Beobachtungen zu gründen."

Dann heisst es weiter:

„Das Vorkommen faserstoffiger Ausschwitzungen auf der conjunctiva ist schon lange bekannt, und wurde je nach den Verhältnissen bei den verschiedensten Entzündungsprocessen, besonders aber bei blennorrhoischen Affektionen, bald seltener bald häufiger beobachtet. Wir betrachten aber das Vorkommen von Faserstoffmembranen auf der Oberfläche der Schleimhaut keineswegs als dasjenige, was der Begriff der diphtheritischen

Ophthalmie bedingt, ja wir halten es nicht einmal für praktisch, eine gesonderte Krankheitsform hierauf zu gründen. Die Natur der diphtheritischen Entzündungen liegt vielmehr in der Beschaffenheit der Schleimhaut selbst, diese ist es, welche den Verlauf, die Gefahren der Krankheit bestimmt, und die Modalität des therapeutischen Eingreifens fixirt. Während bei der blennorrhoischen Entzündung das Schleimhautgewebe locker, succulent, mit flüssigem Exsudat durchtränkt ist, finden wir es bei der Diphtheritis resistent steif, mit starrem Exsudat durchsetzt; ein von Blennorrhoe behaftetes Lid wird daher im allgemeinen weich, wulstig, leicht umzuschlagen, ein diphtheritisches prall und unbeweglich sein.“ —

Nach dieser Einleitung und nachdem er kurz auch die anderen Merkmale angegeben, welche die Diphtheritis von der Blennorrhoe unterscheiden, wahrt Graefe nochmals ausdrücklich seinen praktischen Standpunkt in dieser Frage mit den Worten: „Haben wir somit die typischen Eigenschaften der diphtheritischen Ophthalmie aufgezählt, so scheint es nun für den Praktiker von Wichtigkeit, dieselben in ein concretes Krankheitsbild vereint zu sehen, weil hierdurch die Anschauung mehr an Leben gewinnt. Bei der weiteren Betrachtung des Wesens, der Ursachen, der Prognose und Therapie, so wie der Mischformen, welche die Krankheit eingeht, werden wir noch Gelegenheit haben, auf einzelne der angegebenen Kennzeichen analysirend einzugehen, und vor allen Dingen den Schein einer ontologischen Auffassungsweise abzustreifen suchen, in welchen man gar leicht hineingelangt, wenn man durch Aufstellung und Beschreibung von Krankheitsformen der Doktrin und praktischen Verständigung zu nutzen sucht. Es scheint uns in der That eine dringende Pflicht klinischer Krankheitsbeschreibung zu sein, die nosologischen Begriffe in der naturgemässen Flüssigkeit zu erhalten, um unwahrer Verkörperung vorzubeugen, in welcher die Unterdrückung der pathogenetischen Einsicht und somit schüchterne Diagnose und ängstliche Heilkunst eingeschlossen liegt.“

Nun folgt das Krankheitsbild.

„An einem gesunden Auge, oder noch häufiger an einem bereits anderweitig entzündlich erkrankten entsteht plötzlich unter dem Gefühl vermehrter Wärme und stechenden Schmerzes, bei mehr oder weniger gesteigerter Thränenabsonderung eine Geschwulst des oberen Lides; — gleichzeitig zeigt sich beginnende chemosis. — Beim Umschlagen des oberen Lides zeigt dasselbe eine auffallende Steifheit. — Die conjunctiva sieht glatt und wenig geröthet aus. Diese glatte gelbe Oberfläche ist nicht eigentlich die conjunctiva, sondern ein dichtes Faserstoffexsudat, welches die conjunctiva durchsetzt, die Cirkulation derselben beinahe vollständig aufhebt und mit der Zerstörung der Membran, mit der Zerstörung des Auges droht. — Mit diesen Erscheinungen zugleich ist bedeutende Wärme und ein sich schnell steigernder Ausfluss vorhanden, der anfangs ein schmutziggrauliches Aussehen hat, bald aber der Träger zahlreicher gelber Flocken wird. Die grauliche Flüssigkeit besteht vornehmlich aus Thränen, deren Quantum bei der Diphtheritis ausserordentlich vermehrt ist, die gelbgrauliche Färbung rührt zum Theil von den zahlreichen darin subigirten Epithelien und körnigem detritus, zum Theil von dem aufgelösten zersetzten Blutfarbstoff her, welcher aus der ecchymotischen Schleimhaut ausgesogen wird; die gelben Flocken bestehen aus Faserstoff-Coagulis, denen zahlreiche Eiterkörperchen adhäriren, und die nicht selten mit gröberen Theilen nekrotischen Gewebes verbunden sind. — Nach einem gewissen Zeitraum tritt das zweite Stadium der Krankheit ein, welches wir ohne Bedenken als blennorrhoisches bezeichnen können. Die Lider verlieren ihre ursprüngliche Steifheit, die Conjunctival-Oberfläche fängt an, sich aufzulockern und ein schwammiges Ansehen zu gewinnen; erweichte Faserstoffmassen lösen sich reichlich ab, was, wenn es ungleichmässig geschieht, der Schleimhautoberfläche ein eigenthümliches Ansehen verleiht: einzelne weisse Plaques stehen noch inselförmig erhalten da, zwischen denselben aber kommt das Gefässlager der Schleimhaut zum Vorschein, welches vom Epithelial-Ueberzuge gänzlich entblösst ist; die Gefässstämme liegen wie nackt da, und es treten in dieser Periode nicht selten ziemlich starke, spontane Blutungen ein. Auch die sich jetzt in der Schleimhaut-Oberfläche entwickelnden Hügel können zwar einzeln das Aussehen blennorrhoischer Papillen darbieten, hängen aber in grösseren Gruppen zusammen, und stellen so die für dieses Stadium der Diphtheritis charakteristischen Knöpfe dar, nämlich grosse, mehr oder weniger hervortretende Schleimhauttheile, welche eine gemeinsame, resistente Grundlage in der Membran zu haben scheinen, wenn auch deren Oberfläche bereits mit papillären Gefässentwickelungen überdeckt ist. Zugleich verliert auch die chemosis ihre Steifheit und das gelbliche Aussehen. — Sehr bald tritt das dritte Stadium ein, in welchem sich die ursprünglich dagewesene feste Infiltration des Schleimhautgewebes immer deutlicher durch die bald eintretende Schrumpfung manifestirt, wir sehen die Ausbildung von Narbengewebe, wir sehen die Verkürzung des Conjunktivalsackes, und überhaupt eine geschrumpfte Form des Lides, ähnlich der, welche man nach trachoma wahrnimmt, nur noch gleichmässiger und noch tiefer eindringend als jene. —

Was vor allem die Gefahren diphtheritischer Ophthalmie bedingt, ist das Verhalten der Hornhaut. Die Störungen in der Ernährung derselben stellen sich im allgemeinen in folgender Weise dar. Man gewahrt, nachdem die Hornhaut bis dahin vollkommen normal oder etwas glänzender gewesen, an einer Stelle eine leichte exsudative Trübung, welche wie ein Rauch das normale Ansehn der iris dämpft. Kurze Zeit darauf (gewöhnlich nach $^1/_2$—1 Tage) bemerkt man weiter, dass diese Stelle, welche derweilen an Umfang zugenommen, ihres Epithels verlustig ist. Die anfangs graulich-bläuliche Trübung pflegt in dem nun constatirten Substanzverlust intensiver zu werden, indem sie eine schmutzige Beimischung von gelb annimmt. Betrachtet man den Geschwürsgrund mit einer Loupe, so findet man, dass derselbe mit einer Unzahl feiner gelber Pünktchen besetzt ist, welche ihrer Feinheit wegen nicht einzeln zu Gesichte kommen, sondern dem Ganzen ein feingesprenkeltes oder angeblasenes Ansehen geben. Diese feinste Exsudation ist nichts anderes, als ein Aequivalent der molecularen Necrose. In einzelnen Fällen, besonders bei Kindern, zeigt sich in dem Geschwür ein anderes Aussehen: der Geschwürsgrund tritt deutlich über das Niveau der anliegenden Theile hervor, ist weiss, und wird von dem Centrum nach der Peripherie wie blätterig abgestossen. In solchen Fällen ist das Geschwür vollkommen undurchsichtig, und wird erst zuweilen dann wieder durchscheinend, wenn es der Perforation nahe bis an die innersten Lamellen der Hornhaut vorgedrungen ist. Die Kranken freuen sich hierüber bei entsprechender Lage des afficirten Theiles, weil sie nun deutliche Wahrnehmungen bekommen, bis kurz darauf nach eingetretener Perforation das Sehvermögen wieder vollkommen schwindet. Wird ein diphtheritischer Geschwürsgrund mit einer Paracentesennadel oder sonstigem Instrument durchstochen, so dass der humor aquaeus abfliesst, so verklebt die Wunde ausserordentlich bald, und die vordere Kammer ist wieder hergestellt. Es erklärt sich dieser Umstand durch die hohe Plasticität des abgesetzten Exsudats. Ist bereits das blennorrhoische Stadium bevorstehend oder eingeleitet, dann zeigt der Hornhautprocess viel eher Neigung, sich zu begrenzen; nach eingetretener Perforation erhält sich der Abfluss des Kammerwassers viel länger, was ich für die Erhaltung der übrigen Hornhauttheile von ausserordentlich günstigem Einflusse erachte." —

Weiter heisst es:

„1) Die Diphtheritis ist nicht eine örtliche Krankheit, sondern eine Allgemeinkrankheit.

2) Die Hauptursache der Diphtheritis ist eine epidemische.

— Die Hauptepidemien scheinen im Frühjahr und im Herbst vorzukommen; die eine beobachtete ich im Herbst 1852; gegen Mitte September zeigten sich die ersten Fälle, im Oktober erreichte dieselbe ihre Höhe und im November kamen die letzten Erkrankungen vor. Die zweite Epidemie, welche nur 5 oder 6 Fälle zeigte, trat im Frühjahr 1853 auf, und die dritte, welche in diesem Frühjahre (1854) stattfand, zieht sich bis in die Sommermonate hin, sie hat bereits über 20 Erkrankungsfälle geliefert, von denen 3 noch im Monat Juni zur Beobachtung kamen.

3) Was die Prädisposition nach dem Alter betrifft, so können wir behaupten, dass bei Neugeborenen überhaupt keine genuine diphtheritis vorkommt.

4) Die conjunctival-diphtheritis ist entschieden contagiös. —

In Bezug auf die Prognose gehört die diphtheritische conjunctivitis nicht allein zu den bedenklichsten Augenkrankheiten, sondern ist von sämmtlichen äusseren Ophthalmien die unendlich gefährlichste. — In summa ist die Prognose bei Erwachsenen noch schlimmer als bei Kindern. — Den Ausschlag für die Prognose giebt das Verhalten der Hornhaut". —

In dem Schluss-Capitel, mit der Ueberschrift: „Vergleichende Therapie der Blennorrhoe und Diphtheritis, und Normen für die Anwendung des Causticum" stellt Graefe die folgenden Lehren auf.

„Es haben sich gegen die dreiste Anwendung der Cauterisation bei akuter Blennorrhoe von mehreren Seiten her Stimmen erhoben; ja man hat davor gewarnt, die vorzugsweise auf Applikation des lapis infernalis gegründete kaustische Methode als die schulgerechte Behandlung der Blennorrhoe anzusehen, weil bei dieser Behandlung nicht blos ungenügende Endresultate erzielt, sondern ein grosser Theil von Augen zu Grunde gerichtet würden, die bei einem milderen Verfahren zur Genesung gelangen. Wenn wir nun von einer diametral entgegengesetzten Ueberzeugung durchdrungen sind, indem wir glauben, dass die kaustische Therapie bei der Blennorrhoe nicht blos zulässig, sondern in allen Fällen und von Anfang an indicirt ist, dass eben diese Therapie nicht blos keine Gefahren mit sich führe, sondern eine unbedingte Herrschaft selbst über die deletärsten Erkrankungen in sich schliesst, wenn wir gerade in dieser Therapie einen hohen Triumph des augenärztlichen Wirkens sehen, welcher sich ohne Scheu den besten operativen Leistungen zur Seite stellt, so liegt es uns vor allen Dingen ob, diese Ueberzeugung, die wir mit manchen Fachgenossen theilen, gegen die oben erwähnten Aussprüche und Warnungen zu behaupten, welche zum Theil von sehr erfahrenen Aerzten herrühren.

Wir glauben den Widerspruch der Meinungen in genannter Beziehung durch zwei Thatsachen erklären zu können: erstens dadurch, dass man sowohl die Applikation des causticum auf die conjunctiva nicht unter den gehörigen Vorsichten gemacht, als auch die Methode für dessen Wiederholungen nicht gehörig studirt hat; zweitens dadurch, dass man wegen allzu ängstlicher und deshalb ungenauer Untersuchung entzündeter Augen, insonderheit der Kinderaugen, die eigentliche Würdigung der Schleimhaut häufig vernachlässigt, deren Aussehen allein über die Zulässigkeit der kaustischeu Methode, so wie über die einzuhaltenden Modalitäten derselben die nothwendigen Aufschlüsse giebt. Aus demselben Grunde ist auch der Unterschied zwischen diphtheritischer und blennorrhoischer Entzündung selbst tüchtigen Beobachtern entgangen, so dass die erstere in den Lehrbüchern entweder nur mit den unsicheren Zügen einer ophthalmologischen Rarität auftritt, oder, in vollkommener Vernachlässigung ihres eigentlichen Wesens, blos auf Grund der weder constanten noch charakteristischen Faserstoff-Auflagerungen, einen unselbständigen Trabanten der blennorrhoischen Krankheitsgruppe darstellt. —

Bringt man ein causticum mittlerer Stärke, z. B. eine

Solution von gr. X. argent. nitric. in ℥i Wasser, in ein gesundes Auge, so entsteht hart rach der Applikation ein heftiger, allerdings nach individuellen Verschiedenheiten sehr variirender, Reizzustand: das Auge kann nicht frei geöffnet werden, thränt stark, röthet sich, wird warm, so dass der Betroffene sich nach Kühlung mit kaltem Wasser sehnt. Es pflegt sogar dieser Reizzustand sich allmälig zu steigern, und erst nach 10 Minuten seine Höhe zu erreichen; dann tritt die Absonderung eines weisslichen Secrets ein. Oeffnet man zu dieser Zeit das Auge, so bemerkt man, dass die ursprünglich über die ganze Schleimhautoberfläche in Form eines weisslichen Schleimes gleichmässig vertheilte eschara sich mit ihren Rändern ablöst und mehr und mehr zusammenballt; diese ist es, welche mit Thränen und Conjunktivalsecret verbunden den oben erwähnten dicken weisslichen Schleim liefert. Ihre Gegenwart im Auge verräth sich durch ein unangenehmes drückendes Gefühl, ähnlich dem eines fremden Körpers. Nach einigen Stunden ist die eschara gänzlich abgestossen, man gewahrt nur noch eine etwas rothe, wunde Schleimhaut, welche einen spärlichen Schleim absondert. Diese wunde Beschaffenheit der Schleimhaut kann sich schnell verlieren, oder einige Tage zurückbleiben. Von dem Augenblicke an, wo der letzte Rest des Brandschorfs ausgestossen, fühlt der Betroffene das Auge wie befreit, und behält die übrige Zeit hindurch nur einen nach den vorausgegangenen Schmerzen gewissermaassen behaglichen Mattigkeitszustand in den Augenlidern. — Dem Gesagten zufolge können wir nach einer am gesunden Auge vorgenommenen Cauterisation 2 verschiedene Perioden unterscheiden:

1) Die Periode, in welcher die gebildete eschara sich erst an den Rändern ablöst, von der darunter liegenden Schleimhaut allmälig durch eine Secretschicht abhebt, dann im Conjunktivalsacke, meist in der Nähe der Uebergangsfalte, zusammenrollt, und allmälig in Form eines weissen Excrets eliminirt wird. In dieser Periode ist Reizzustand, der sich durch Schmerz,

Unvermögen zum Oeffnen, Thränen, Röthung und mehr oder weniger angelaufene Lidränder kundgiebt.

2) Die Periode der Regeneration, wo die Schleimhaut ihr wundes, geröthetes Aussehen durch die Bildung eines neuen Epithels mehr und mehr verliert. Der Reizzustand ist hier gewichen, und der Betroffene hat nur noch das Gefühl einer Mattigkeit oder eines Zusammenziehens der Lider. —

Die eigentliche Heilwirkung der caustica in den entzündlichen Affektionen der conjunctiva ist vor allen Dingen ein Resultat der Erfahrung. Wir wollen, um eben diese Erfahrung einer allgemeinen Controlle zu unterwerfen, den genaueren Hergang etwas detaillirter mittheilen und erst hiernach den Versuch zu einer Erklärung desselben machen. Tröpfelt man bei einer akuten conjunctivitis einen Tropfen stark verdünnter Lapis-Lösung (gr. ß—i in ℥i) in das Auge, so verursacht dies einigen Schmerz, steigert die Entzündung etwas und man beobachtet auch später keine dem Mittel zuzuschreibende Remission der entzündlichen Erscheinungen. Dies haben die Autoren gefühlt, wenn sie sagen, dass während der akuten Periode der conjunctivitis die adstringentia nicht nützen sondern schaden, denn bei so heftigem Reizzustande wirkt ein jedes adstringens vorläufig als Reizmittel steigernd auf die Entzündung. Wenn wir unter ähnlichen Verhältnissen eine kaustische Lösung (gr. X in ℥i) in das Auge bringen, so ist der, der Applikation direkt folgende Schmerz nicht proportional erhöht, sondern tritt erst mehr hervor in der Abstossungsperiode; anfangs nämlich schützt die gebildete eschara die verwundete Schleimhautoberfläche; der Schmerz erreicht sein Maximum, wenn die eschara zusammengeballt und die wunde Schleimhaut ganz preisgegeben ist; die Röthe nimmt in dieser Zeit sehr merklich zu, sowie die anderen Reizerscheinungen, Lidkrampf, Hitze u. s. w. Während der Zeit der Regeneration aber sehen wir nicht allein die Vermehrung der entzündlichen Erscheinungen wieder herabsinken, sondern auch eine so bedeutende Remission gegen den früheren

Zustand eintreten, dass nach Ablauf dieser Periode, oft schon nach 24 Stunden, das Auge ein nahezu normales Aussehen erhält; besonders günstig zeigt sich die Wirkung, wenn zur Zeit der Abstossungsperiode der Reizzustand durch kalte Fomente zurückgehalten wurde. — Die angeführte Remission kann nun entweder dauernd sein, und mehr und mehr der völligen Genesung Platz machen, oder es kann nach einigem Bestehen derselben eine Recrudescenz der früheren Entzündung eintreten, so dass der Zustand sich selbst überlassen wieder das anfangs vorgefundene Bild annimmt. Im ersten Sinne ist die Heilwirkung eine wahrhaft abortive, es braucht nämlich die Cauterisation nicht wiederholt zu werden, weil die Genesung nun spontan oder beim Gebrauche des kalten Wassers oder auch einer schwachen adstringirenden Lösung erfolgt. Im zweiten Sinne ist aber die Wirkung nur dann eine heilende, wenn die Cauterisation vor erfolgter Recrudescenz wiederholt und so eine Summirung der Wirkungen bis zur vollständigen Erschöpfung des Krankheitsprocesses erzielt wird. Es irrt demnach, wer glaubt, das Aetzmittel sei unbedingt ein Abortivmittel; der richtige Standpunkt ist der, dass in jedem einzelnen Falle die Anwendung und Wiederholung des causticum nach dem Character der Schleimhaut und deren Verhalten gegen die gebildete eschara zu reguliren ist. — Für die nähere Anwendungsweise möchte ich auf folgende Hauptpunkte aufmerksam machen.

1) Die Energie der Anwendung muss dem Grade der Injektion und Schwellung proportional sein; sonst wirkt das causticum nur reizend und es erfolgt keine Remission.

2) Besonders kommt es, um sichere Heilwirkungen zu erzielen, darauf an, dass das causticum mit allen erkrankten Conjunktivalpartieen in Berührung komme. Ebenso ist es auch zweckmässig, die ätzende Wirkung auf die einzelnen Theile dem verschiedenen Grade ihrer Erkrankung proportional zu vertheilen.

3) Ist die Intumescenz der Schleimhaut bedeutend, so dass es für das Auge wichtig erscheint, einen möglichst schnellen collapsus derselben herbeizuführen, so rathe ich, bei jeder Cauterisation zu scarificiren.

4) Nach jeder Aetzung müssen kalte Umschläge gemacht werden, bis die escharae abgestossen sind.

5) Besonders wichtig ist die richtige Wiederholung des causticum. Wenn die der Aetzung folgende Reaktion (vermehrte Wärme, Geschwulst) gesunken, bei Besichtigung der Schleimhaut die letzte eschara, oder das mit derselben gleichbedeutende Exsudat abgestossen, das weissliche, der Aetzung folgende Secret auf ein Minimum reducirt und möglichster collapsus eingetreten, aber noch kein Vorbote blennorrhoischer Recrudescenz (dünnes Secret, erneutes Unvermögen die Lider zu öffnen, mehr Geschwulst und Wärme) vorhanden ist — dann darf die Aetzung wiederholt werden.

6) Eine besondere Berücksichtigung bei der Therapie verdient die Gegenwart bereits eingetretener Hornhautaffectionen. Ich habe in der Absicht, über diesen Punkt zu definitiven, unumstösslichen Ueberzeugungen zu gelangen, klinische Versuche in genügender Zahl und mit genügender Beweiskraft angestellt, um die Behauptung aufzustellen: dass die bereits eingetretene consecutive Hornhautaffektion, möge ihre Form sein wie sie wolle, möge bereits Perforation vorhanden sein oder nicht, niemals die strikte Anwendung des causticum nach obigen Regeln contraindiciren, sondern, mit recht sorgfältiger Neutralisation, nur eben desto lebendiger erheische.

7) Von allen Aetzmitteln, die man bei akuten katarrhalisch-blennorrhoischen Affektionen anwendet, ist das argentum nitricum das unendlich zuverlässigste. Die Vortheile desselben sind: 1) feste eschara, die sich bei guter Neutralisation auf die berührten Theile begrenzt, und deren Wirkung genau zu berechnen ist. 2) Copiöse, seröse Absonderung während der Einleitung der Abstossungsperiode, welcher rasch der collapsus

der Gefässe folgt: deshalb die sicherste Gegenwirkung gegen die bestehenden Veränderungen. 3) Die Möglichkeit, durch Zusammenschmelzen mit nitrum, sowie durch die Neutralisation (mit Salzwasser) den Wirkungsgrad genau zu controliren.“ —

Gegenüber dem wirren Durcheinander unklarer Symptomenbezeichnungen früherer Zeiten tritt die von Graefe gegebene klinische Schilderung des diphtheritischen Processes der conjunctiva klar und mit scharfen Umrissen hervor — eine Schilderung, welche immer mustergültig sein wird, unbeschadet der Verdienste anderer Forscher, welche das von Meisterhand gezeichnete Bild in Einzelnheiten ergänzt und vervollständigt haben.

Die „kaustische Methode“, welche in Berlin speciell von dem älteren Graefe mit Vorliebe cultivirt worden war, ist durch A. von Graefe Allgemeingut der ophthalmologischen Therapie geworden. —

In dem ganzen grossen Gebiete der Augenkrankheiten giebt es fast kein einziges Capitel, welches nicht durch Graefe's Arbeiten eine totale Umgestaltung oder doch namhafte und nachhaltige Erweiterung erfahren hätte.

Die Lehre von den „Erkrankungen des Muskel-Apparates des Auges“, wie die neueren Handbücher sie darstellen, ist ganz und eigenthümlich Graefe's Werk. Mit einer Schilderung der Augenmuskel-Lähmungen hatte er sich 1853 an der Berliner Universität habilitirt. Dann erschien auf seine Anregung das vortreffliche Werk seines Vetters, Alfred Graefe: „Klinische Analyse der Motilitätsstörungen des Auges.“ Mit demselben Thema wiederum führte er selbst 1867 sich ein bei seiner Ernennung zum ordentlichen Professor, in der akademischen Schrift: De musculorum ocularium paralyseos symptomatis, der noch in demselben Jahre die deutsche Bearbeitung folgte, unter dem Titel „Symptomenlehre der Augenmuskellähmungen.“ In dem Vorworte zu letzterer Schrift heisst es: „Nachstehende Blätter zögere ich nicht der Oeffentlichkeit zu übergeben, da ich glaube, dass eine eingehendere Erörterung des Gegenstandes, als wir sie in den meisten der gangbaren Lehrbücher finden, den Jüngern der Wissenschaft nicht unwillkommen sein wird.“

In einem „Anhange“ (l. c. S. 60 ff.) finden sich folgende Bekenntnisse Graefe's:

„Als ich vor ungefähr 12 Jahren einen ersten Artikel über Augenmuskelparalysen veröffentlichte, glaubte ich mich zu dem Ausspruche berechtigt, dass die Phänomene der paralytischen Diplopie ganz besonders geeignet seien, die Lehre von den identischen Netzhautstellen, wie sie vornehmlich von Johannes Müller ausgebildet worden war, zu stützen.“ —

„Soll ich nun im Hinblick auf alle Bereicherungen, welche die Wissenschaft in der verflossenen Zeit erfahren hat, meine Ueberzeugung in dieser Angelegenheit bekennen, so läuft dieselbe dahin, dass ich noch immer die Identitätstheorie, mit den nöthigen Zugeständnissen, als diejenige anerkenne, welche die einfachste und vollkommenste Interpretation der Thatsachen an die Hand giebt, und dass ich deshalb keine Motive sehe, derselben eine andere, wie mir scheint, weniger stichhaltige, zu substituiren.“

„Die Zugeständnisse rücksichtlich zur ursprünglichen Doktrin, auf welche ich hierbei hindeute, sind: 1) dass sich die identischen Netzhautpunkte von den correspondirenden einigermassen unterscheiden; 2) dass der Akt der Fusion sich nicht innerhalb der sensoriellen Sphäre schliesst, sondern ein wesentlich cerebraler, und demnach auch mit directer Auslösung psychischer Thätigkeiten verknüpft ist; und endlich 3) dass die Anordnung der zur Fusion dienenden sogenannten identischen Punkte keine anatomisch angelegte, nothwendige, sondern lediglich eine anatomisch begünstigte, aber während der Entwickelung des Auges durch Uebung ausgebildete, erworbene ist.“ —

„In Summa resultiren für mich aus den pathologischen Vorkommnissen folgende Ergebnisse:

1) Die Identität constituirt ein fest eingewurzeltes Sinnesgesetz.

2) Dasselbe prägt sich in der infantilen Periode in einer entweder unabänderlichen oder nur äusserst schwer, durch langjährige Anomalien umzugestaltenden Weise aus.

3) In allen pathologischen Erscheinungen, welche sich frisch an früher gesunden Augen entwickelt haben, lassen sich, wie an den gesunden Augen selbst, alle Vorgänge auf's einfachste und ungezwungenste aus der Identitätslehre erklären.

4) Wo das Identitätsprincip unter solchen Umständen mit den aus der Projection (nach der Richtungslinie) zu erwartenden Ergebnissen in Conflict tritt, giebt dasselbe stets den Ausschlag, bleibt demnach das dominirende ebenso wie bei geeigneten künstlichen Bedingungen an normalen Augen, z. B. unter Prismen.

5) Bei vielen Krankheitszuständen, die sich in der infantilen Periode entwickeln, namentlich bei strabismus alternans, wird allerdings das Identitätsprincip beirrt, und es kann dann, durch Zwecke im Sehakte getrieben, das abgelenkte Auge seine eigene Projection g e g e n das Identitätsprincip im gemeinschaftlichen Sehakte durchsetzen; werden hierbei Bilder, welche nicht — identischen Netzhautstellen angehören, auf einen und denselben räumlichen Quellpunkt bezogen, so lässt sich das Disparate dieser unphysiologischen Verbindung durch mannigfache Charactere nachweisen." —

Diese Ausführungen kennzeichnen den Standpunkt, welchen Graefe 3 Jahre vor seinem Tode in der während des letzten Decenniums so lebhaft ventilirten und noch lange nicht abgeschlossenen „Identitätsfrage" einnahm, eine Frage, deren schliessliche Beantwortung überhaupt nicht von den physiologischen Laboratorien, sondern von augenärztlicher Thätigkeit im Sinne und Geiste Graefe's, d. h. von der bewussten Anwendung praktischer Ergebnisse auf theoretische Schlüsse, zu erwarten ist.

Die Lehre vom „Schielen“, dessen operative Beseitigung und die orthopädische Nachbehandlung der operirten Augen — war Graefe's Lieblingsthema sein ganzes Leben hindurch. Bereits der erste Aufsatz im Archive (Bd. III. Abth. 1, S. 177—386): „Beiträge zur Lehre vom Schielen und von der Schieloperation, Erste Abhandlung: Ueber den Mechanismus der Muskelrücklagerung und Muskelvorlagerung bei verschiedenen krankhaften Zuständen“, enthält alle Grundzüge seiner Methode, wie — das folgende reichhaltige Inhalts-Verzeichniss beweiset:

„Vorbemerkung über die Bedeutung des Wortes „Schielen.“

1) Symptomatologie des concomitirenden Schielens. Deutung der Symptome, insonderheit Verhältniss des concomitirenden Schielens zu den Muskellähmungen.

2) Mechanismus der einfachen Tenotomie.

3) Ueber die graduelle Einrichtung der Correction, sowohl für die mittlere Stellung als für die Beweglichkeit.

4) Spätere Veränderungen der ursprünglichen Correction, Heilungs-Perioden.

5) Heilungs-Resultate beim concomitirenden Schielen.

6) Die operative Heilung der Diplopie mit geringen Ablenkungen (ohne nachweisbares Vorhandensein von Muskel-Paralysen).

7) Operative Heilung des periodischen Schielens und nosologische Rückblicke auf verschiedene hierher gehörige Krankheits-Gruppen.

8) Operative Heilung der Insufficienz der inneren geraden Augenmuskeln und nosologische Rückblicke auf diese Affection.

9) Operative Heilung der Muskel-Paralysen:

a. Paralytische Beweglichkeits-Beschränkungen geringen Grades mit hinzugetretener Secundär-Ablenkung.

b. Paralytische Beweglichkeits-Beschränkungen geringen Grades ohne Secundär-Ablenkung.

c. Hochgradige Beweglichkeits-Beschränkungen, sowohl

mit als ohne secundäre Affection; das Verfahren der Vorlagerung.

10) Operative Heilung des Secundärschielens; die Guérin'sche Vorlagerung zurückgezogener Augenmuskeln; Modification des Verfahrens.

„Der Ausdruck „Schielen" — sagt Graefe am Eingange des citirten Aufsatzes — hat vorläufig eine symptomatische Bedeutung. Er bedeutet die Unfähigkeit, beide Sehaxen in einem Fixirpunkte, welcher im gemeinschaftlichen Gesichtsfelde liegt, zur Kreuzung zu bringen. Es giebt Symptome, welche ihrem Wesen nach so umschränkt sind, dass sie bereits nosologische Vorstellungen involviren. Dies gilt aber nicht von dem Symptom des Schielens, denn es kommt dasselbe in der allerverschiedensten Gestaltung zum Vorschein, und ist bald der Ausdruck von Leiden der Innervation, bald von Leiden der Muskelstructur, bald von äusserlichen Immobilitätsursachen, bald von Anomalien des Sehaktes."

Im weiteren Verlaufe der Deductionen heisst es:

„Das typisch-concomitirende Schielen stellt sich durch folgende Symptome dar:

1) das eine Auge ist bei der Fixation auf das Object gerichtet, während die Sehaxe des anderen in einem beliebigen Winkel und in einer beliebigen Richtung am Gesichtsobjecte vorbeischiesst. Wird das gesunde Auge mit der Hand verdeckt, so richtet sich durch Anspannung der früher erschlafften Muskeln die Sehaxe des schielenden Auges auf das Object, und es wird diese Einstellung von einer associirten Bewegung im gesunden Auge begleitet, welche wir als „secundäre Ablenkung" bezeichnen. Da nun hierbei die mit den erschlafften Muskeln des kranken Auges associirten Muskeln des gesunden sich verkürzen, so muss auf diesem unter der bedeckenden Hand ein Schielen entstehen, welches, auf die associirten Kräfte bezogen, die umgekehrte Richtung des ursprünglichen Schielens hat.

2) Nächst der Richtung der secundären Ablenkung liegt ein zweiter integrirender Punkt in deren Excursion. Die secundäre Ablenkung ist im Allgemeinen gleich excursiv wie die primäre Ablenkung im kranken Auge.

3) Es ist die Summe der Beweglichkeit in der Bahn der beiden betroffenen antagonistischen Muskeln vollkommen der Norm gleich, aber das ganze Gebiet der Bewegungen ein weniges nach Seiten des zusammengezogenen Muskels verschoben.

4) An diese 3 Punkte schliesst sich ein vierter, welcher in Gemeinschaft mit den früheren das Symptom des concomitirenden Schielens umgrenzt, und sich zum Theil schon aus jenen voraussehen lässt, nämlich der, dass das schielende Auge die associirten Bewegungen des gesunden Auges vollkommen begleitet.“

„Das concomitirende Schielen ist meiner Meinung nach lediglich als ein Missverhältniss zwischen den mittleren Muskellängen aufzufassen.“

„Ich schliesse mich aus vollster Ueberzeugung den Lucien Boyer'schen Ansichten über den Modus der Heilung an, indem ich glaube, dass die Verheilung mit der ursprünglichen Muskelinsertion, resp. die Verheilung mit einem zurückgelassenen vorderen Sehnenstück nicht in Rechnung fällt, sondern dass der Sinn der Schieloperation lediglich dahin geht, dem Muskel eine neue mehr nach hinten gelegene Anheftung zu geben. Die gewöhnliche Schieloperation besteht also in einer Rücklagerung der Muskelsehne mit vollständiger Erhaltung der Muskellänge.“

„Die Rücklagerung giebt das folgende Resultat:

Es wird der bulbus ungefähr um den Bogen, um welchen die Muskelsehne auf dem ihr zugehörigen Scleralkreise zurückgelagert ist, nach der Seite des Antagonisten hinüberfallen.“ —

„Als Grundsatz gilt, dass die Rücklagerung so eingerichtet

werde, um ein Minimum von Insufficienz bei den associirten Bewegungen zu erreichen, — gleichzeitig ein bestimmtes Quantum von Correction herbeizuführen." —

„Als ein zweiter Grundsatz gilt, dass es niemals gerechtfertigt sei, zweimal an einem Auge zurückzulagern, und dass allemal die zweite Operation auf dem gesunden Auge zu vollführen sei." —

„Bei Fällen von biocularer Diplopie, welche eine geringe Ablenkung und die vermischten Charactere concomitirenden Schielens zeigen, jedenfalls aber keine deutlichen Symptome einer obwaltenden Muskelparese darbieten — kommen die partiellen Tenotomien zu ihrer Hauptbedeutung." —

„Vom intercurrenten Schielen führe ich folgende Fälle als besonders häufig an, wobei sich von selbst versteht, dass die Gruppirung bei den unendlich vielen Uebergängen nicht streng eingehalten werden kann:

1) Kranke, welche beim gedankenlosen Blicke keine auffallende Ablenkung zeigen, wohl aber, sowie sie einen bestimmten Gegenstand, sei er nah oder fern, scharf fixiren.

2) Fälle, bei welchen eine richtige Einstellung der Sehaxen bis zu einer bestimmten Entfernung (8″, 1′, 4′) stattfindet, jenseits dieser Entfernung tritt auffällige Ablenkung ein. — Diese Fälle theilen sich in folgende Categorieen:

a) Kurzsichtige, die bis zu ihrer Accommodationsgrenze die Sehaxen einstellen, jenseits derselben schielen.

b) Einseitige Kurzsichtigkeit und überhaupt Unterschied im Brechzustande.

c) Fälle von Trübungen und abnormen Krümmungen der brechenden Medien, wo auf einem Auge undeutliche, verzerrte Bilder entstehen.

d) Fälle von sehr geringen Veränderungen der mittleren Muskellängen bei erhaltenem gemeinschaftlichen Sehakte.

3) Die pathologische Convergenz tritt nur bei Accommodation für die Nähe ein. — „Sehr häufig sehen wir gerade

Hyper-Presbyopische und Presbyopische sich in dieser Gruppe befinden.“ —

„Eine andere Gruppe von Fällen sind diejenigen, bei denen unter bestimmten Bedingungen im Sehakte eine pathologische Divergenz eintritt. Ich könnte diese Fälle als intercurrentes oder periodisches divergirendes Schielen bezeichnen, ziehe es aber vor, dieselben unter dem Namen von Insufficienzen der inneren geraden Augenmuskeln zusammenzufassen, weil ich hiermit zugleich auf den Ursprung des Uebels hindeute.“ — „Je mehr die Accommodation in die Nähe beansprucht wird, je mehr wird auch das Uebergewicht des externus genährt und häufig zuletzt ein gleichmässiges divergirendes Schielen erzeugt. Trotz der geringen Veränderungen, die hier ursprünglich in den Muskeln vorliegen, kann doch der Grad der Ablenkung allmälig recht beträchtlich werden, weil eben die Contraktion der externi zur Entfernung der sehr störenden gekreuzten Doppelbilder mehr und mehr gesteigert wird.“ — „Dass in diesen letzten Stadien die fragliche Affektion der operativen Heilung, durch Rücklagerung des Rectus externus auf dem afficirten Auge, unterworfen werden könne, geht wohl deutlich aus der Symptomatologie hervor, aber auch in den ersten Stadien, so lange die Ablenkung nur bei der Accommodation für die Nähe stattfindet, besitzen wir in der richtig modificirten Rücklagerung ein für den Gebrauch der Augen sehr kostbares Heilmittel.“ —

„Dass man jedes concomitirende Schielen, welches nach Augenmuskelparalysen entsteht, durch Tenotomie angreifen kann, ist selbstverständlich. Sehr häufig ereignet es sich aber, dass wir nicht das ursprünglich mit Paralyse behaftete, sondern das andere Auge der Tenotomie zu unterwerfen haben. Wurde aus Gründen in der Sehkraft oder in der Brechkraft zur Zeit der Paralyse mit dem afficirten Auge fixirt, so bilden sich die secundären Ablenkungen auf dem zweiten Auge aus. Die mittleren Muskellängen verändern sich in demselben und es bleibt nach Ablauf der Paralyse Schielen, und zwar (wegen des Uebergewichtes der Secundärablenkungen) Schielen höheren Grades auf diesem Auge zurück." —

„Es giebt ein operatives Mittel, welches ich bei unvollkommenen Lähmungen des rectus internus, welche den Uebergang in divergirendes Schielen herausstellten, angewendet habe. Es besteht darin, vor der Durchschneidung einen Faden durch die Sehne zu ziehen und das Auge mittelst dieses Fadens während der ersten 24 resp. 36 Stunden nach der gegenüberliegenden Seite hin gewandt zu erhalten. Der Sinn einer solchen (von Dieffenbach ersonnenen und von anderen Operateuren verschiedentlich benutzten) einfachen Fadenoperation ohne Vorlagerung des geschwächten Muskels kann meines Erachtens nur der sein, eine forcirte Rücklagerung zu erzielen, für welche die einfache Ablösung des verkürzten Muskels unzureichend ist." —

„Von denjenigen Lähmungen, in denen concomitirendes Schielen nicht eingeleitet worden ist, erheischen die Muskelvorlagerung — wenn überhaupt ein operatives Verfahren — folgende Categorien:

1) Fälle, in denen eine Ablenkung nach Seiten des Antagonisten eingetreten, und die Beweglichkeitsbeschränkung mehr als 2‴ beträgt.

2) Fälle, in denen keine Ablenkung nach Seiten des Antagonisten eingetreten, aber die Beweglichkeitsbeschränkung mehr als $1\frac{1}{2}$‴ beträgt und störende Doppelbilder vorhanden sind." —

„Ich operire jetzt in folgender Weise:

1) Vorlagerung mit partieller Tenotomie des Antagonisten und demgemäss unbedeutender Schwächung des letzteren.

2) Vorlagerung mit totaler Tenotomie und demgemäss bedeutender Schwächung des Antagonisten."

„Die Vorlagerung selbst kommt dadurch zu Stande, dass das gesammte, frei präparirte Muskellager, besonders die vorderen Theile desselben, sich an die äusseren Scleralflächen anlöthen."

„Fassen wir den Effekt der combinirten Rück- und Vorlagerung in Fällen vollkommener Augenmuskellähmungen zusammen, so gelingt es, den vorhandenen Beweglichkeitsbogen mit ungefährer Erhaltung seiner Excursion in den mittleren Theil des Gesichtsfeldes zu verpflanzen."

„Bei unvollkommenen Muskellähmungen erreichen wir nicht allein den Effekt, den Beweglichkeitsbogen nach Belieben in den mittleren Theil des Gesichtsfeldes zu verpflanzen, sondern auch denselben wesentlich zu vergrössern."

„Bei der Vorlagerung zurückgezogener Muskeln (Secundärschielen) müssen wir auf zwei physiologisch interessante Thatsachen aufmerksam machen.

Die erste liegt darin, dass überhaupt die Anheilung des Muskellagers nach vorn gelingt.

Die zweite ist die, dass der Muskel nach so langer Unthätigkeit noch eine muskuläre Struktur besitzt und einer Wiederaufnahme seiner Funktion fähig ist." —

Am Schlusse dieses Aufsatzes sagt Graefe:

„Indem ich hiermit meine erste Abhandlung über Schielen der Oeffentlichkeit übergebe, bemerke ich, dass die beiden nächsten Abhandlungen, welche die Aetiologie und Pathogenie des Schielens, das Verhältniss zum Sehvermögen, die anatomischen Veränderungen in den Muskeln und in den Gebilden des Augapfels, spontane Heilung sowie Heilung auf nicht operativem Wege, Indikationen zur Operation und Nachbehandlung umfassen, nicht unmittelbar, sondern erst in späteren Bänden folgen werden." —

Dieses Versprechen hat er nur theilweise erfüllt, hauptsächlich weil Donders inzwischen durch seine Meister-Untersuchungen auf diesem Gebiete den grössten Theil jener von Graefe erwähnten Aufgaben gelöst hatte. Graefe selbst erkennt dies in dem Eingange zu seinem im achten Bande des Archivs (Abth. II. S. 314 seq.) erschienenen Aufsatze „Ueber muskuläre Asthenopie“ bereitwillig an mit den folgenden Worten: „Auf dem lange durchackerten und durchwühlten, dennoch aber zum grossen Theil steril gebliebenen Felde der Accommodationskrankheiten ist auf einmal eine junge und grüne Saat aufgegangen, seitdem Donders das richtige Samenkorn ausgestreut, denn dieses war ohne Zweifel ein exakter Ausdruck für die Accommodationsbreite. Es folgten nun auf einander die verschiedensten pathologischen Entdeckungen, mit deren glänzender Reihe Donders in kürzester Zeit unsere Wissenschaft beschenkt. Die Abgrenzung der Refraktions-Anomalien von den Accommodations-Anomalien, eine weit umfassendere Kenntniss der Hyperopie und des Astigmatismus in allen Krankheitsphasen, eine richtige Auffassung der Presbyopie und Anknüpfung derselben an die, schon seit der ersten Lebensperiode mit Gesetzmässigkeit fortschreitende Beschränkung des Accommodations-Vermögens, dann die Kenntniss der bisher nicht erforschten relativen Accommodationsbreiten, endlich die Abhängigkeit des convergirenden Schielens und der Asthenopie von zu geringem Brechzustande — das waren die Haupterrungenschaften, welche, kaum ausgesprochen, bereits aller Orten ihre Wurzeln in die praktische Ophthalmologie schlugen.“ —

Hieran anknüpfend hat Graefe später noch einen Aufsatz im Archiv veröffentlicht, Bd. X. Abth. I. S. 156 seq. „Ueber die von Myopie abhängige Form convergirenden Schielens und deren Heilung“, in welchem er die Entstehung und fernere Entwickeluug der dynamischen Ablenkungen ausführlich beschreibt, und als einziges Heilmittel, wenn die geeignete Anwendung der Concav-, Convex- oder prismatischen Gläser nicht ausreicht, den operativen Eingriff hervorhebt. „Die ganze Categorie der hier in Rede stehenden Fälle — so äussert er sich — giebt offenbar ein höchst günstiges Terrain für den operativen Eingriff, insofern wir die 3 Faktoren von welchen die Vollkommenheit der Heilung bei der Schieloperation im wesentlichen abhängt, nämlich 1) den Bestand gemeinschaftlichen Sehakts, 2) die freie Beweglichkeit in der Bahn der antagonistischen Muskeln, und 3) eine ausreichende Breite in den willkührlichen Lateralschwankungen (Adduktions- und Abduktionsschwankung), erhalten finden." — Im weiteren Verlaufe zeigt er, „wie nothwendig gerade hier die genaue Dosirung der Operation sei." —

Endlich hat Graefe in einer seiner allerletzten Arbeiten (Klinische Monatsblätter für Augenheilkunde, August und September 1869) auf den in prognostischer Beziehung so äusserst wichtigen Zusammenhang zwischen strabismus divergens und progressiver myopie aufmerksam gemacht. —

Die Zeit der ersten Anwendung der Tenotomie beim Schielen durch Dieffenbach nennt Graefe selbst die „Wiegenzeit der Schieloperation." Unter seiner Pflege gedieh und erstarkte dieselbe zu der Mündigkeit, welche sie heutigen Tages besitzt. —

Den akut-entzündlichen Affektionen des Uvealtractus, der iritis und iridochorioiditis, schliesst sich das glaucoma an, dessen operative Behandlung selbst für die bedeutungsvolle Thätigkeit Graefe's epochemachend wurde. Heutigen Tages — wenige Jahre nach dem Tode des Meisters — wo die Glaucom-Operation so sehr Allgemeingut geworden ist, dass sie fast in jeder kleinen Stadt der civilisirten Welt verrichtet wird, erwähnen selbst unmittelbare Schüler Graefe's, den Patienten gegenüber, nicht mehr, welchen Dank wir dem grossen Lehrer dafür schuldig sind, so dass schon jetzt das Publikum die erste Anwendung dieser Operation bald diesem bald jenem der berühmten Augenärzte unserer Zeit zuschreibt.

Die ausgiebigste Anwendung der iridectomie, welche in Deutschland damals verhältnissmässig sparsam verrichtet wurde, hatte Graefe bei Desmarres in Paris gesehen und von ihm angenommen. Seine erste Uebung in Berlin bildeten die Hornhaut-Leucome. Dann kam der Schichtstaar an die Reihe. „Ich stimme," sagt Graefe (Archiv, Bd. I. Abth. 2, S. 242), wenn die centrale Trübung klein, ungefähr 2'''—2¼''' umfasst, vollkommen stationär ist, und sich bei erweiterter Pupille ein für die gewöhnliche Beschäftigung, insonderheit anhaltendes Lesen, genügendes Sehvermögen herausstellt, dafür, die Pupille durch ein nach innen geführtes, den Hornhautrand jedoch nicht erreichendes colobom zu erweitern, ein Verfahren, welches ich wiederholt in den genannten Fällen, oder auch bei grossen centralen Kapselstaaren benutzt habe." — Soweit hatte auch Graefe nur die seit Erfindung der iridectomie aufgestellte oberste Indikation „bei versperrter Pupille den Lichtstrahlen einen seitlichen Weg zu dem intakten Augenhintergrunde zu bahnen" erfüllt. Ein bedeutungsvoller fernerer Schritt aber war die Verrichtung der iridectomie als operatives Hülfsmittel und zugleich als wirksamstes Mittel, Regenbogenhaut-Entzündungen vorzubeugen. „Wie schwer die Entfernung fremder Körper aus dem Winkel zwischen iris und cornea ist — sagt Graefe (Archiv, Bd. II. Abth. 1 S. 232) — wird mir ein jeder Praktiker, der sich damit abgemüht, zugeben; es ist meist unmöglich, an der iris haftende, sehr kleine Metallspähne zu extrahiren, ohne die nach ausgeflossenem humor aqueus eng anschliessende Irisfalte mit zu ergreifen. Nicht selten habe ich in dieser Erfahrung absichtlich ein colobom gemacht, um wenigstens des fremden Körpers auf dem sichersten Wege habhaft zu werden, und würde ich dieses Verfahren langwierigen Extraktionsversuchen des Körpers, selbst wenn sie endlich glückten, deshalb vorziehen, weil durch die iridectomie am sichersten der Entstehung von iritis oder der Zunahme einer vorhandenen vorgebeugt wird, während von jenen Versuchen ein umgekehrtes gilt. Die Ausschneidung einer kleinen Irisfalte giebt für das Sehvermögen höchst unerhebliche Nachtheile, welche den Gefahren einer unter solchen

Verhältnissen um sich greifenden iritis nicht an die Seite gestellt werden können." —

In gleicher Absicht verband Graefe die iridectomie mit der Cataract-Extraction, wovon später die Rede sein wird.

Nur noch ein Schritt weiter, und die iridectomie gestaltete sich unter seinen Händen aus einem Vorbeugungsmittel gegen Entzündungen zu einem direkten antiphlogisticum, und zwar zu einem antiphlogisticum ersten Ranges. Ueberall, bei ausgedehnten, tiefgreifenden Hornhautprocessen, bei hydromeningitis, bei akuter und chronischer iritis und iridochorioiditis, bei Linsenblähung, bei erblindeten Augen in Rücksicht auf die sympathische Erkrankung des zweiten Auges u. s. w., wo Blutentleerungen, Atropin, Derivantia jeder Art, Merkurialien ihren Dienst versagten, machte er die iridectomie auf der Höhe der Entzündung, und überall mit eclatcantem Erfolge. Uebrig blieb nur noch das noli me tangere der Ophthalmiatrik, das glaucom, welches bisher jedem Heilverfahren getrotzt, stets Erblindung herbeigeführt hatte. Bereits im Jahre 1855 hatte Graefe bei einem Falle von akutem glaucom die Paracentese der vorderen Kammer gemacht (s. die Notiz Archiv, Bd. I. Abth. 2 S. 299 ff.), und zwar mit momentan äusserst günstiger Wirkung sowohl auf das Schwinden der Entzünduugserscheinungen wie auf die Besserung des Sehvermögens. Doch war der Erfolg kein dauernder; stets sich erneuernde Recidive führten auch bei wiederholter Paracentese schliesslich zum Verluste des Auges. Die fast augenblicklich nach verrichteter Paracentese eintretende günstige Wirkung bezog Graefe auf die Verminderung des intraokularen Druckes, dessen abnorme Erhöhung er von vorn herein als Ursache aller glaucomatösen Erscheinungen ansah. Giebt es nun ein Mittel, sagte er sich, welches die zeitweise druckvermindernde Wirkung der Paracentese zu einer dauernden macht, so sind alle Bedingungen gegeben, das glaucom auf operativem Wege zu heilen. Seinen eigenen Erfahrungen nach konnte dies nur die iridectomie sein, und bereits im Jahre 1856 operirte er in dieser Weise die ersten glaucomatösen Fälle. Wie ein Lauffeuer verbreitete sich die Kunde von diesem Ereignisse von Berlin aus nach allen den Stätten hin, wo Augenheilkunde gelehrt und geübt ward. Aber erst ein Jahr später, 1857, erschien Graefe's, volle 100 Seiten starker Aufsatz: „Ueber die iridectomie bei glaucom und über den glaucomatösen Process“ (Archiv, Bd. III. Abthl. 2 S. 456—555).

„An die Heilwirkungen der iridectomie — sagt Graefe in der Einleitung zu dieser Abhandlung — welche ich früher in diesem Archive (Bd. II. Abth. 2 S. 202—257) zur Kenntniss gebracht, kann ich jetzt eine neue anreihen, welche den Fachgenossen Freude bereiten wird, da sie sich auf eine umfassende Categorie bis hierher unheilbarer Krankheiten bezieht. Es wäre die vorliegende Mittheilung schon weit eher erfolgt, wenn nicht die insidiöse Natur des Gegenstandes äusserste Vorsicht in der Beurtheilung der Resultate und eine länger fortgesetzte Beobachtung erheischt hätte. So mag es sich nun freilich ereignen, dass ich den meisten Lesern des Archivs nichts neues sage, wenn ich die iridectomie als Mittel gegen den glaucomatösen Process anpreise, nachdem die Sache bereits 2 Semester hindurch in meiner Klinik erörtert, vielen Fachgenossen mündlich und brieflich mitgetheilt und endlich an den verschiedensten Punkten nachgeahmt wurde. Für diese Verzögerung kann ich nur dadurch entschädigen, dass ich die Indikationen und die Prognose so genau als möglich specificire. Ohnedem wollte ich das Verfahren der Oeffentlichkeit nicht Preis geben, fürchtend, von den Nachahmern meine Erfolge nicht bestätigt zu hören und überhaupt einer Sache zu schaden, welche am vortheilhaftesten für Kranke und Aerzte gleich in ihrer richtigen Begrenzung sich in der Praxis einbürgert.“ —

Im IV. Bande (Abth. 2 S. 127 ff.) folgte dann der Aufsatz: „Weitere klinische Bemerkungen über glaucom, glaucomatöse Krankheiten und die Heilwirkung der iridectomie.“

Im VI. Bande (Abth. 2 S. 254 ff.) „Beiträge zur anatomischen Klinik der Augenkrankheiten. Von A. v. Graefe nnd C. Schweigger.“ Fall IV. Glaucoma absolutum.

Im VIII. Bande (Abth. 2 S. 242 ff.) „Weitere Zusätze über glaucom und die Heilwirkung der iridectomie.

Schliesslich die letzte Arbeit, welche Graefe überhaupt im Archive veröffentlicht hat: Bd. XV, Abth. 3 S. 108—252. „Beiträge zur Pathologie und Therapie des glaucom.“ —

Auch für die oberste aller Augenoperationen, die Extraktion des grauen Staares, knüpft eine neue Epoche an den Namen Albrecht von Graefe an. In Prag hatte Graefe zuerst Extraktionen an Lebenden gesehen, da in der Berliner Augenklinik zu jener Zeit der Staar für gewöhnlich nur deprimirt oder reclinirt wurde. Mit Bewunderung erfüllte ihn die glänzende Art und Weise, in welcher Arlt diese Operation ausführte. Der Operationscurs weihte ihn in alle technischen Feinheiten dieser Methode ein. Arlt's Vorträge, sowie eingehende persönliche Besprechungen, führten Graefe bald zu der Ueberzeugung, dass dem rationellen Ophthalmologen die Extraktion das gewöhnliche Verfahren sein müsse, Depression, Reclination u. s. w. nur auf gewisse, genau umgränzte Fälle zu beschränken seien. Die gänzliche Entfernung der Linse hebt das Hinderniss, welches sich dem Durchgange der Lichtstrahlen zum intakten Augenhintergrunde entgegenstellt, der herausbeförderte Staar kann nicht, wie der reclinirte oder deprimirte, wieder aufsteigen, oder als nunmehriger fremder Körper in der Tiefe des Auges reizend wirken und durch Erregung schleichender Entzündung langsam aber sicher den Verlust des Sehvermögens herbeiführen. Aber auch die Kehrseite blieb Graefe nicht verborgen: dass bei der Extraktion, d. h. dem zu jener Zeit allgemein gebräuchlichen „Lappenschnitte“, bei welchem der Einstich in die Hornhaut selbst gemacht wurde, mit Bestimmtheit je das zehnte oder eilfte Auge verloren gehe, und zwar — wie man annahm — in Folge primärer Hornhautvereiterung. — Mit gewohntem Sturmeseifer arbeitete Graefe die einschlägige Literatur durch, ohne während seines Aufenthaltes in Prag und Paris über das, was er bei Arlt gelernt hatte, hinauszukommen. Erst in Wien wurde er durch beide Jaeger auf die „lineare Extraktion" aufmerksam gemacht, d. h. auf die Eröffnung der Hornhaut mittelst eines linearen Schnittes, um Nachstaare, Pupillarexsudate, geschrumpfte Staarlinsen aus dem Auge zu entfernen. Hierauf beschränkten sich zu jeder Zeit die Indikationen für diese Methode, da frühere Versuche, senile Staare durch den Linearschnitt zu entfernen, d. h. die lineare an die Stelle der Lappen-Extraktion zu setzen, total gescheitert waren. Der Durchgangsraum für das Linsensystem war zu klein, gewaltige Corticalmassen streiften sich ab und blieben zurück, Hornhaut und Iris wurden stark lädirt, die Augen gingen zu Grunde. Graefe war von der Richtigkeit dieser Anschauung vollständig überzeugt, — dennoch schien ihm das dem „linearen Schnitte" überwiesene Terrain gar zu knapp bemessen, der Erweiterung wohl fähig, und nahm er sich vor, sobald ihm eigenes Kranken-Material zu Gebote stehen würde, auf diesen Punkt seine volle Aufmerksamkeit zu richten. —

Bereits im ersten Bande des Archivs (Th. 2 S. 219 ff.) findet sich eine Arbeit Graefe's: „Ueber die lineare Extraktion des Linsenstaars nebst Bemerkungen über die Diagnose der Staar-Consistenz, und über die Wahl der verschiedenen Operations-Methoden", in welcher er nach einem historischen Ueberblick und nach ausführlicher Schilderung des „Schichtstaars" und anderer dem kindlichen Alter eigenthümlicher Staarformen zu folgenden Resultaten kommt. 1) Der lineare Schnitt passt nicht für die Extraktion von Staaren, welche die Consistenz einer normalen Linse darbieten. 2) Ebenso halte ich Unreife des Staars für eine Contraindikation gegen die fragliche Operationsweise. 3) Bei allen Staaren, die einen verhärteten Kern haben, ist der Linearschnitt entschieden zu widerrathen. 4) Unbedingt angezeigt ist der Linearschnitt in allen Fällen, wo die Linsenerweichung von der Kapsel bis in den Kern gediehen ist, und das ganze Linsensystem in eine breiige, nachgiebige Masse verwandelt hat. 5) Ist die Linse vollkommen verflüssigt, so wird eine Linearextraktion mit kleinem Schnitt von ca. 2''' die sicherste Operationsweise darbieten. 6) Bei traumatischen Staaren ist die Extraktion durch Linearschnitt bedingungsweise angezeigt. 7) Beim Schichtstaar ist das einzige zweckdienliche Verfahren die Discision, welche unter gewissen Umständen mit der Linearextraktion verbunden werden kann. 8) Ebenso passt die Discision bei dem rasch zur totalen Linsenverdunkelung führenden Erweichungsprocesse, welchen man bei Kindern in den ersten Lebensjahren beobachtet. 9) Für die Reclination kenne ich nur 2 Indikationen: a) bei Individuen im hohen Alter, wenn die Arterien sehr rigide, und die Haut atrophisch verdünnt ist; b) wenn im Allgemeinbefinden Umstände obwalten, die eine leidlich ruhige Lage unmöglich machen, oder wenn dasselbe wegen zu grosser Reizbarkeit der Augen, häufigem Plinken u. s. w. stattfindet. Doch bin ich in dieser Beziehung nicht allzu ängstlich, besonders da ich (beim Lappenschnitte) für gewöhnlich die Extraktion nach oben verrichte. 10) Resumiren wir die Indikationen der Linearextraktion, so ergiebt sich, dass das Verfahren allerdings eine beschränkte Anwendung findet, nämlich nur für weiche Staare, besonders für den Cortikalstaar jugendlicher Individuen passt. Ausserdem aber liegt in demselben ein unübertreffliches Hülfsmittel, um die nach Traumen oder Operationen geblähte Linse, wenn sie dem Auge Gefahr bringt, aus demselben zu entfernen." —

Aus dem übrigen reichen Inhalte der Arbeit möge hier noch folgender Passus hervorgehoben werden: „Wenn beim Schichtstaar die centrale Trübung klein, ungefähr 2'''—2¼''' umfasst, vollkommen stationär ist, und sich bei erweiterter Pupille ein für die gewöhnliche Beschäftigung, insonderheit anhaltendes Lesen, geeignetes Sehvermögen herausstellt, so stimme ich dafür, die Pupille durch ein nach innen geführtes, den Hornhautrand jedoch nicht erreichendes Colobom zu erweitern, ein Verfahren, welches ich wiederholentlich in den genannten Fällen oder auch bei grossen centralen Kapselstaaren benutzt habe." — Den Gegnern dieser Methode antworte ich, dass ich die empfohlene Excision der Iris für eine vollkommen ungefährliche Operation ansehe, in Folge deren ich die Kranken nur wenige Tage an das Zimmer binde, ohne dass ich in mehreren Hundert derartigen Fällen jemals eine nachtheilige Wirkung sah."

Fünf Jahre später, 1859, erschien im Archive (Bd. V. Abth. 1 S. 158 ff.) die betreffende zweite Arbeit Graefe's, mit der bescheidenen Ueberschrift: „Ueber zwei Modifikationen der Staar-Operationen."

In der Einleitung heisst es: „Die Unglücksfälle, welche trotz aller Vorsicht nicht selten nach Lappen-Extraktionen eintreten, haben begreiflicher Weise die verschiedensten Versuche angeregt, dem erwähnten Verfahren andere, weniger gefährliche zu substituiren. Die Discision auf der einen, die Linearextraktion auf der anderen Seite, erhielten eine eingehende Cultur, doch fand deren Applikation in der Consistenz der Staare eine bestimmte Grenze. Für die gewöhnlichen kernhaltigen Altersstaare behielt die Lappenextraktion den Vorzug. Wenn nun auch die vorstehenden Bemerkungen keineswegs den Zielpunkt haben, dieses Resultat umzuwerfen, so glaube ich doch, das Gebiet sowohl der linearen Extraktion als der Discision durch gewisse Modifikationen, welche sich in meiner Praxis bewährten, wieder um einiges erweitern zu können."

Dann fährt Graefe fort:

„Als ich meine ersten Studien über die Linear-Extraktion machte, hatte ich die verschiedensten Staarformen dieser Operationsweise unterworfen; ich hatte eine Reihe von Fällen aufzuweisen, in denen Cataracte mit wachsartig cohärentem oder selbst indurirtem Kerne glücklich durch Linearschnitt entfernt worden waren, wenn man den Löffel hinter den Linsenkern brachte und diesen gegen die Hornhaut zerdrückte. Diese Methode bezeichnete ich damals meinen klinischen Zuhörern gegenüber mit dem Namen „Auslöffelung". Ich glaubte auch anfangs die Indikationen für das Verfahren etwas weiter stellen zu können, als es dann später in meiner Arbeit (A. f. O. Bd. I. Abth. 2 S. 210—226) geschehen ist." —

„Als die Versuchsreihe eine genügende Basis erreicht hatte, hielt ich mich für gezwungen, das Verfahren für Staare mit compakterem Kern direkt zu widerrathen. Man darf nicht vergessen, dass die Lappenextraktion in jedem Falle zur unmittelbaren Entfernung des Staares anwendbar ist, dass man selbst bei älteren Leuten ein Heilungsresultat von mindestens 8 zu 1 durch dieselbe erhält, und dass demnach, wenn man ein anderes Verfahren substituiren will, dieses eben noch günstigere Chancen bieten muss; vollends mussten die letzteren steigen, wenn es sich um Individuen unter 50 Jahren handelt, da sicher auch die Lappenextraktion vor diesem Alter bessere Erfolge liefert. Eben diese Postulate fand ich bei der Linearextraktion oder Auslöffelung der compakteren Staare nicht erfüllt; ich erhielt neben manchen tadellosen Resultaten auch mehrfach eine bedrohliche, selbst deletäre iritis." —

„Scheint mir demnach die einfache Linearextraktion keiner wesentlichen Erweiterung der damals gestellten Indikationen fähig, so möchte ich diesen Vorzug bis zu einem gewissen Grade dem gleich anzuführenden Verfahren vindiciren. Da die der Hornhautwunde entsprechende Irispartie sowohl das hauptsächlichste Hinderniss für die Introduktion des Löffels hinter den Linsenkern, als auch den hauptsächlichsten Ausgangspunkt der entzündlichen Zufälle abgiebt, so habe ich versucht, diese Irispartie vor der Oeffnung der Linsenkapsel zu excidiren, und ist hieraus, nachdem der Versuch sich bewährt, folgendes Verfahren entstanden:

1. Akt: Ich steche mit einem breiten Lanzenmesser an der Schläfenseite, im horizontalen Durchmesser des Auges und gerade an der Hornhautgrenze so ein, als wenn ich eine bis zur Peripherie reichende iridectomie vollführen wollte, den Schnitt mache ich jedoch grösser als es je zur iridectomie, selbst bei glaucom geschieht, derselbe erstreckt sich ungefähr über $\frac{1}{4}$ des Hornhautumfanges.

2. Akt. Nach dem Ausziehen des Instrumentes wird die Iris wie gewöhnlich mit der Pincette gefasst und excidirt. Es ist jedoch nicht nöthig, die gesammte, der Hornhautwunde entsprechende Irispartie auszuschneiden, da auch bei einem schmaleren colobom, so wie die Linsenkapsel eröffnet wird und die Corticalmasse hervortritt, die iris in einer für die weitere Technik ausreichenden Weise zurückweicht. Gewöhnlich fliesst hierbei kein Blut in die Kammer; geschieht es dennoch, so schreite man ungehindert zum nächsten Akte, indem die Introduktion des Häkchens und die Eröffnung der Kapsel den Ausfluss des Blutes mit sich bringt.

3. Akt: Die Kapsel kann nun sowohl mit meinem flintenförmigen Cystitom als mit dem Häkchen eröffnet werden, es muss dies in der ganzen Länge der natürlichen und der künstlichen Pupille, demnach schläfenwärts bis in die Nähe des Linsenäquators hin geschehen. Letzteres ist dringend nöthig, damit nicht beim vierten Akte der Operation der Daviel'sche Löffel in irgend einer Weise von aussen her auf die Kapsel wirkt, den Linsenkörper vor sich her oder in das Auge zurückschiebt, und durch Sprengung der tellerförmigen Grube einen, dem ferneren Mechanismus äusserst hinderlichen Glaskörpervorfall bedingt.

4. Akt: Es wird ein Löffel, welcher breiter, weniger gehöhlt und an seinem Ende etwas schärfer ist als der gewöhnliche Daviel'sche Löffel, zwischen Linsenäquator und dem grössten Kreise des compakten Kernes in die hinteren Cortikalmassen so weit vorgeschoben, dass das Ende desselben den

hinteren Pol des Kernes noch etwas überschreitet. Alsdann wird der Griff des Löffels gegen die Schläfe gesenkt und das sich hebende Ende sanft gegen den Linsenkern angedrängt. Es muss bei dieser Bewegung darauf gesehen werden, dass die Hornhautwunde genügend klafft, ja es soll, besonders wenn die Augenmuskeln selbst wenig wirken, noch durch einen Assistenten an der inneren Seite des bulbus zur leichteren Austreibung des Staarkerns ein vorsichtiger Druck mit der Fingerspitze ausgeübt werden. So wie die ersten Fragmente des zerquetschten Kernes sich in der Hornhautwunde einstellen, schiebe man den Löffel noch etwas mehr vor, so dass dessen Ende ganz die innere Grenze des Kernes umfasst, und nähere dann, indem man den Griff immer mehr senkt und das Ende gegen die Hornhaut erhebt, gleichmässig mit dem Zurückziehen des Instrumentes auch den zersprengten Staarkern der Hornhautwunde. Was sich von den Cortikalmassen durch sanftes Ausdrücken entfernen lässt, mag entfernt werden, alle gewaltsamen Versuche müssen um so mehr unterbleiben, als von den zurückbleibenden Cortikalmassen bei der klaffenden Pupille hier weniger zu fürchten ist.“ —

Bei Erwähnung der Indikationen für diese „Auslöffelung“, gegenüber der Lappen-Extraktion und dem einfachen Linearschnitte sagt Graefe: „Es fällt mir nicht ein, für alle erwähnten Formen das beschriebene Verfahren als das entschieden zuträglichste vorzuschreiben. Allerdings würde ich dies thun, wenn der Mechanismus auch bei einer Pupillenbildung nach oben, die gar keinen kosmetischen Einfluss übt, sicher ausführbar wäre. Da letztres jedoch nicht angeht — so halte ich das Verfahren nur dann für unbedingt angezeigt, wenn uns gewisse Momente gegen die Lappen-Extraktion stimmen.“ —

Diese Verbindung der Linearextraktion mit der iridectomie ist demnach die eine der in der Ueberschrift erwähnten Modifikationen, während die andere in der

Verbindung der Discision mit der Iridectomie besteht. —

Trotz der Vorliebe, mit der Graefe unausgesetzt an Erweiterung der Indikationen und an der Vervollkommnung der Technik für die modificirte Linear-Extraktion (wie er selbst die Verbindung der Linear-Extraktion mit der iridectomie nennt) arbeitete, übte er doch für gewöhnlich den Lappenschnitt. Aber er „modificirte" jetzt, seinen Erfahrungen gemäss, wie die Linear- so auch die Lappen-Extraktion, indem er dem eigentlichen Akte der Staar-Entbindung, zuerst die iridectomie, später neben dieser auch noch die Eröffnung der Kapsel vorausgehen liess. Der Aufsatz, in welchem er seine in dieser Beziehung gewonnenen Resultate veröffentlichte, erschien im Jahre 1864 und führt den Titel: „Ueber die Kapseleröffnung als Vorakt der Staar-Extraktion, nebst Bemerkungen über die Wahl des Operationstermins." (A. f. O. Bd. X. Abth. 2 S. 209 ff.). In der Einleitung heisst es: „Es ist wohl jeder Praktiker ernst darauf bedacht, sich eine Ueberzeugung über die beste Periode zur Staarextraktion zu bilden; hängt doch von der Erledigung dieses Punktes das Wohl und Wehe so vieler und schwerer Patienten ab. Gewiss bietet durchschnittlich die Extraktion reifer Staare vor derjenigen unreifer ihre Vortheile, indem die Entkapselung der ersteren, wie es Arlt in verdienstlicher Weise hervorgehoben hat, leichter und das Zurücklassen grösserer Portionen von Rindensubstanz bei denselben sicherer zu vermeiden ist. Demnach bleibt es auch allgemein gerathen, was die ältere Ophthalmologie, freilich aus ganz anderen Motiven, gepredigt hat, die Reife der Cataracten für die Operation abzuwarten. Ich muss indessen betonen, dass die Staarreife nur durchschnittlich und nicht immer Vortheile bietet, und dass bei ganzen Reihen von Staarformen die Frage der Reife für den mechanischen Operationsakt gleichgültig ist. Es kommt hierbei auf die näheren Cohärenzverhältnisse an." — Im weiteren Verlaufe der Deduktionen kommt Graefe zu folgenden

Resultaten. „Wenn wir wirklichen Grund haben für die Fälle, welche fast die Mehrzahl der senilen Cataracten ausmachen, an der Lehre von der Staarreife zu halten, so drängt uns doch die Praxis oft den Wunsch einer früheren Operation auf. — Dies ist besonders deshalb gerechtfertigt, weil es Mittel giebt, die Nachtheile der Unreife zu umgehen. Zu diesen Mitteln gehört vor allem die Vorausschickung der iridectomie, welche in der Immaturität der cataracte eine ihrer hauptsächlichten Indikationen findet. Eine weitere Ergänzung der Prophylaxis, wenn ich mich so ausdrücken darf, fand ich in der vorherigen Eröffnung der Kapsel, einem Mittel, welches zwar keineswegs neu, aber doch beziehungsweise zur Lappenextraktion bis jetzt nicht ausreichend verwerthet worden ist. — Es war übrigens abgesehen von der bereits von Anderen ausgesprochenen Idee die zögernde Maturität der cataract zu verfrühen, noch ein Nebengedanke, der mich zu diesen Versuchen antrieb. Ich glaube nämlich, dass das Kapselepithel (intracapsuläre Zellen) bei den Heilvorgängen der Extraktion (namentlich gewisser Staarformen) eine wichtige Rolle spielt. Anatomische Untersuchungen bei kurz nach der Operation Verstorbenen (Schweigger) haben die irritativen, von dieser Schicht ausgehenden Vorgänge selbst bei normalem Verlauf dargethan. Die klinische Beobachtung ergab mir ferner, dass manche Fälle sogenannter eitriger iritis, die nach der Operation beobachtet worden, ihren Ausgangspunkt in jener Schicht haben, die dann den ersten Quell der Eiterung liefert (iridophacitis), und endlich argumentirt die Ausfüllung von Kapsellücken durch neugebildete Glassubstanz, so wie die Nachstaarbildung in demselben Sinne. Ich meinte nun, dass es nützlich sein könnte, wenn der irritative Vorgang in diesen Zellen, der sich an die Continuitätstrennung resp. an den Einfluss des Kammerwassers knüpft, zur Zeit des Linsenaustrittes über ein gewisses Höhenstadium hinübergekommen sei, und dass alsdann nach der Extraktion eine geringere Summation irritativer Processe stattfinden dürfte. — Ueber das eingeschlagene Verfahren selbst kann ich mich kurz fassen. Nachdem bereits mindestens vor 5 Wochen ein geräumiges Colobom nach unten verrichtet, wird die Kapsel per corneam mit der gewöhnlichen Discisionsnadel aufgeschlitzt. Nach einigen Tagen pflegt sich ein deutlicher Nachlass der irritativen Vorgänge im Kapselepithel zu markiren, und die Lappenextraktion kann in 6 bis 12 Tagen ohne Gefahr cumulirter Reizung folgen." —

Soweit Graefe. Inzwischen aber war von anderer Seite her der Fortschritt auf diesem Gebiete angebahnt worden. Crichett (siehe Sitzungsberichte der Ophthalmologischen Gesellschaft 1864) in London hatte die „Auslöffelung" adoptirt, aber dieselbe durch einen „grösseren Schnitt" und durch ein vortheilhafteres „Fassinstrument" modificirt. Seinen Resultaten zufolge verdiente das neue Verfahren allgemeinhin den Vorzug vor der Lappenextraktion. Ferner hatte Prof. Julius Jacobson in Königsberg in Pr. eine Schrift veröffentlicht, welche den Titel führte: „Ein neues und gefahrloses Operationsverfahren zur Heilung des grauen Staares". Berlin 1863, und „seinem lieben Lehrer und Freunde A. von Graefe" gewidmet war. „Gewidmet ist diese Arbeit — sagt der Verfasser am Schlusse der Vorrede — demjenigen, der den Grund für die neuere Ophthalmologie allein gelegt, der durch direkte oder indirekte Anregung Theil genommen an den besten ophthalmologischen Leistungen der letzten 10 Jahre, dem ich mich freue, hiermit einen kleinen Theil meiner herzlichen Dankbarkeit zeigen zu können". — „Lag eine Gefahr — heisst es in dieser Schrift (S. 15 ff.) — für den Cornealappen in dem Missverhältniss zwischen seiner Grösse und dem Durchmesser der Linse, so schien es mir nothwendig, den Lappen jedesmal so gross zu bilden, dass auch der voluminöseste Linsenkern mit daran haftender corticalis hindurch treten könnte, ohne zu viel abzustreifen, oder gar den Lappen gewaltsam in die

Höhe zu drängen oder zu knicken. Zu diesem Zwecke habe ich den Ein- und Ausstichspunkt nicht innerhalb des limbus conjunctivae corneae gewählt, sondern in diesen selbst gerade da, wo die cornea und sclera vorn in einander übergehen, jedoch so, dass die Schnittwunde auf dem Durchschnitte nicht weiss ist." — „Als Nachtheil der grossen Lappenbildung bleibt noch die Disposition zu prolapsus iridis während und nach der Operation. Diese ist ohne Zweifel vorhanden, weil der Ciliartheil der iris bei sehr grossem Hornhautschnitt seine Stütze verliert: sie kommt aber ausser Betracht, wenn regelmässig ein breites Stück aus dem von der Linse gequetschten Irissegment excidirt wird."

„Man sollte von der iridectomie nie sprechen, ohne der Verdienste zu erwähnen, die sich von Graefe durch Verallgemeinerung dieser Operation um die Ophthalmologie erworben. Es wird dies um so mehr nöthig, als jetzt nicht nur in französischen, sondern auch in neueren deutschen Schriften die von v. Graefe einzig und allein gefundenen und eingeführten Principien mit erstaunlicher Naïvetät auf andere Namen gedruckt werden. Wie die Idee, dass iridectomie meistens keine Entzündung setze, sondern im Gegentheil sie beseitige, nie von anderen ausgesprochen worden, so haben wir auch den Rath, die prolabirte iris bei der Extraktion wegzuschneiden, also das vorhandene Trauma scheinbar zu vergrössern, einzig und allein den kühnen und genialen Versuchen von Graefe's zu verdanken. Vielleicht lag es in dem Triebe, zu dem vollkommensten Resultate, nämlich zur Heilung des Auges mit runder und frei beweglicher Pupille, zu gelangen, dass von Graefe die Irisexcision nicht ein für alle Male bei jeder Extraktion ausgeführt hat". — Die Operation selbst verrichtete Jacobson, „nachdem der Patient in tiefe Chloroform-Narkose versetzt worden." —

Beim nächsten Besuche Jacobson's in Berlin stellte ihn Graefe den in der Klinik versammelten Aerzten und Studenten mit den Worten vor: „mein lieber Freund, Professor Jacobson aus Königsberg, dem wir den Scleralschnitt bei der Extraktion verdanken". —

Die Veröffentlichungen Crichett's und Jacobson's veranlassten Graefe zu einer umfassenden Arbeit über diesen Gegenstand, welche in der dritten Abtheilung des elften Bandes vom Archiv erschien, und 107 Seiten umfasst. In 9 Capiteln bespricht Graefe die folgenden Themen: 1) Die früheren Verfahren. 2) Der Linearschnitt und die Richtung des Wundkanals. 3) Linsenentwickelung — der Löffel und der Haken. 4) Mein jetziges Verfahren. 5) Uebele Zufälle während der Operation. Chloroform-Narkose. 6) Bisherige Ergebnisse des Verfahrens. 7) Rückblicke auf einige Umstände in dem Verfahren — etwaige Modificationen desselben. 8) Das Verhältniss des Verfahrens zur Lappenextraction und zur einfachen Linearextraktion. Benennung desselben. 9) Geschichtliches über die Linearextraktion.

S. 63 l. c. sagt Graefe: „Wenn ich auch bei der Schnittführung von dem Principe einer möglichst linearen Wunde ausgegangen bin, so hat doch der Modus, zu welchem ich hierbei gelangt bin, zugleich eine sehr periphere Lage derselben mit sich gebracht. Nicht blos die äussere Strecke des Wundkanals, sondern fast der gesammte Canal, mit Ausnahme seiner innersten Partie, fällt in das Scleralbereich. Ich stimme nun Jacobson vollständig bei und anerkenne es als ein entschiedenes Verdienst desselben, für die Extraktionslehre zuerst verwerthet zu haben, dass den peripheren Wunden ein ungefährlicherer Charakter zukommt, als den in die Hornhautcontinuität fallenden. Wir können diesen Satz in der That durch die Klinik der Verwundungen und Operationen deutlich verfolgen." —

Ueber die „Benennung seines Verfahrens" sagt Graefe:

(l. c. S. 78): „Ich bleibe absichtlich bei dem Namen der modificirten Linearextraktion, weil ich glaube, dass die Bezeichnung einer Operationsweise sich auf das Principielle und nicht auf abgeleitete Umstände beziehen soll. Das Principielle aber wurzelt in der Art der Schnittführung und in der Verbindung mit der iridectomie.“ —

Ueber die Anwendung der Chloroform-Narkose bei Staar-Extraktionen spricht sich Graefe folgendermaassen aus (l. c. S. 47): „Unsere Operationsweise dürfte in der That Umstände bieten, die eine allgemeinere Anwendung der Betäubungsmittel indiciren. Allein es muss erst die Zukunft entscheiden, ob zwischen den Endresultaten mit und ohne Betäubung eine so entschiedene Differenz obwaltet, um sich ganz allgemeinhin für dieselbe auszusprechen, und so mag denn einstweilen die bedingungsweise Anwendung der Narkose, wenn auch in etwas weiterem Umfange, als es von mir bisher eingehalten wurde, berechtigt erscheinen.“ — Allgemein hat Graefe auch späterhin die Narkose bei seinen Extraktionen nicht angewendet. —

Im nächsten Jahrgange des Archivs vom Jahre 1866 (Bd. XII. Abth. 1 S. 155) sprach Graefe das entscheidende Wort aus: „Wir dürfen heut den Ausspruch wagen, dass die modificirte Linearextraktion als exclusive Methode der Staarextraktion, d. h. nicht blos zur Ergänzung, sondern auch zur Substitution der Lappenextraktion auf eine weitere Cultur Anspruch hat.“ —

Auch der dreizehnte Band des Archivs vom Jahre 1867 (Abth. 2 S. 549 ff.) enthält eine kleinere Arbeit Graefe's mit der Ueberschrift: „Notiz über Linsenentbindung bei der modificirten Linearextraktion und vereinzelte Bemerkungen über das Verfahren.“

Der vierzehnte Band endlich vom Jahre 1868 (Abth. 3 S. 106—148) bringt die letzte in dieser Zeitschrift über diesen Gegenstand von Graefe veröffentlichte Arbeit. In 4 Abschnitten, welche der Staarextraktion gewidmet sind, bespricht er 1) den Namen seiner Methode, indem er statt der bisher üblichen „modificirten Linearextraktion“ die Bezeichnung „peripherer Linearschnitt“ vorschlägt, 2) die Lappenhöhe (Grad der Linearität), 3) die Wundlage (Grad der Periphericität), 4) das Verhalten der iris zur inneren Apertur des Wundkanales. — Behandlung der iris während der Operation. Der fünfte und letzte Abschnitt ist den „anderweitigen Applicationen des peripheren Linearschnittes“ gewidmet. „Die Herausbeförderung des Staares — sagt Graefe (l. c. S. 139 ff.) — ist nicht der einzige Zweck, für dessen Erreichung die betreffende Schnittform sich dienlich erweist. — Zunächst entfaltet jener Schnitt seine Vorzüge da, wo es sich bei iridectomieen um Complication chronischer iritis mit Glaskörperleiden, äquatorialer und disseminirter chorioiditis handelt.“ — „Weiter liegt ein Grund für den peripheren Linearschnitt vor, wenn bei chronischen Entzündungen mit Pupillarsperre die iris an ihrer Peripherie leicht retrahirt ist, was darauf deutet, dass retroiridische Wucherungen diehintere Irisfläche mit den Ciliarfirsten verlöthen“. — „Eine dritte Indication bieten die floriden phagedänischen Eiterinfiltrate der Hornhaut, wenn sich zu denselben grössere hypopyen und eitrige iritis resp. iridocyclitis hinzugesellt hat.“ — „In den an der Grenze der Kunst stehenden Fällen degenerativer iritis und iridocyclitis eröffnet der Schnitt einen Weg für die Zweckerreichung, wie er durch kein anderes Verfahren geboten wird.“ — „Grossen Nutzen zog ich aus dem peripheren Linearschnitte bei der Operation der in den tiefen Theilen des Auges befindlichen Cysticercen.“ — „Eine auf optischen Gründen beruhende Anzeige für unseren Schnitt ergiebt sich da, wo bei ausgedehnten adhärirenden Leucomen nur noch ein schmaler peripherer Hornhautsaum zur Verfügung steht.“ — „Ob der periphere Linearschnitt bei glaucomatösen Zuständen methodisch versucht worden ist, weiss ich nicht. Durch die periphere Lage und Ausdehnung der inneren Wunde hätte er auch hier scheinbar manches für sich; dennoch habe ich mich zu dessen Anwendung, wenigstens bei beträchtlicher Spannungszunahme, nicht entschliessen können, weil mir überwiegende Nachtheile vorzuliegen schienen." —

Graefe's wissenschaftliches Ideal „ein Hand in Hand gehen der pathologischen Anatomie mit der klinischen Beobachtung" (siehe das Vorwort Bd. VI. Abth. 1 S. 116 ff.) war für das Auge erst möglich geworden durch die Erfindung des Augenspiegels. Mit diesem arbeitete Graefe selbst unablässig, während er, in weiser Beschränkung eigener Thätigkeit, das anatomische Messer und das Mikroscop anderen Forschern überliess. Dadurch aber, dass er jedem Präparate eine genaue Krankengeschichte beigab, dadurch, dass er — vom klinischen Standpunkte aus — genau die der Aufklärung bedürftigen Punkte bezeichnete, leitete er die pathologische Anatomie des Auges in durchaus neue Bahnen.

Wie bereits erwähnt, bediente sich Graefe während seines ganzen Lebens mit Vorliebe des von Coccius construirten Augenspiegels. Die anfänglich hierdurch allein vermittelte Bekanntschaft führte bei einer späteren persönlichen Begegnung zu einem wahren, auf gegenseitiger Hochachtung beruhenden, Freundschaftsbunde beider Forscher. Coccius ist der einzige unter den gegenwärtig lebenden bedeutenden Augenärzten Deutschlands, welcher sich vollkommen unabhängig von der Graefe'schen Schule entwickelt hatte, dennoch aber, obwohl stets seine volle Selbstständigkeit wahrend, in den wesentlichsten Richtungen seiner literarischen wie praktischen Thätigkeit mit derselben in Uebereinstimmung sich befand. Gerade dieser „freiwilligen Uebereinstimmung" wegen legte Graefe auf das Urtheil von Coccius ganz besonderes Gewicht. „Ist Coccius damit einverstanden, dann ist es sicher richtig" — pflegte er zu sagen.

An der pathologisch-anatomischen Ausbeutung des Graefe'schen Materials betheiligten sich in der Reihe der Jahre:

Meckel v. Hemsbach, Virchow und dessen Schüler Grohe, v. Recklinghausen, Klebs, Cohnheim. Epochemachend aber war der Besuch Heinrich Müller's aus Würzburg bei Graefe, und die gemeinsame Thätigkeit beider, welche hieraus resultirte. Von nun an wanderte jedes Präparat nach Würzburg, und bald wurde die Müller'sche Art und Weise der Untersuchung in Bezug auf normale und pathologische Anatomie des Auges überall massgebend. Der erste Aufsatz Heinrich Müller's erschien im zweiten Bande des Archivs (Abth. 2 S. 1—69) und führt den Titel: „Anatomische Beiträge zur Ophthalmologie.“ Leider unterbrach der Tod diese fruchtbringende Thätigkeit nur zu bald: bereits der 4. Band des Archivs enthält die letzte Arbeit Müller's unter der gleichen Ueberschrift: „Anatomische Beiträge zur Ophthalmologie. Fortsetzung.“ An seine Stelle trat Schweigger, welcher sich auf Graefe's Veranlassung längere Zeit in Würzburg aufgehalten hatte und von Müller selbst in seine Methode vollständig eingeweiht worden war. Später hat Leber, gleich wie in den übrigen Zweigen der Ophthalmologie sich auch auf diesem Gebiete grosse Verdienste erworben.

Schon in Paris hatte Graefe mit Desmarres gewetteifert, mit unbewaffnetem Auge selbst feine Linsenstrien zu erkennen. Auch die Diagnosen: hydropisie chorioidéenne, sous-rétinienne, hyperémie chorioidéenne u. s. w. waren ihm von dort aus geläufig. Der Augenspiegel eröffnete der Beobachtung den Augenhintergrund, und so schnell und so allseitig wurde gleich von vornherein auf diesem Terrain gearbeitet, dass Graefe bereits im ersten Bande des Archivs (Abth. 1 S. 351 ff.) in einer „Notiz über die im Glaskörper vorkommenden Opacitäten“ sagen konnte: „Trübungen des Glaskörpers in den verschiedensten Formen gehören zu den allerhäufigsten ophthalmoskopischen Befunden bei amblyopischen Affektionen. Dieselben sind allen Beobachtern so genau bekannt*), dass es kaum nöthig ist, über deren Erscheinung etwas längeres mitzutheilen; dagegen ist die Frage von der Entstehungsweise dieser Trübungen immer noch nicht gelöst." Damals leitete Graefe die überwiegende Mehrzahl dieser Affektionen aus intraokularen Hämorrhagien ab. Eine andere Entstehungsweise derselben bespricht er im zweiten Bande des Archivs (Bd. II. Abth. 2 S. 330 ff.) in dem kurzen Aufsatze „Ueber das akute Entstehen von Opacitäten in dem vorderen Theile des Glaskörpers bei irido-cyclitis. (Eine vorläufige Notiz)", in welchem er sagt: „Offenbar beruht die Bildung der Glaskörperopacitäten hier auf Entzündung des Ciliarkörpers, vielleicht auch des vorderen Abschnittes der chorioidea."

An die Glaskörpertrübungen schliesst sich der intraokulare cysticercus, ein Lieblingsthema Graefe's, an. Auch hierüber findet sich bereits im ersten Bande des Archivs (Bd. I. Abth. 1 S. 453 ff.) eine kurze Schilderung, in welcher es heisst: „Während cysticercen in der vorderen Kammer seit dem ersten Sömmering-Schlott'schen Falle schon wiederholt zur Beobachtung kamen, musste natürlich die Entdeckung solcher Entozoen in den tieferen Theilen des Auges beim Lebenden der Anwendung des Ophthalmoskops aufbewahrt sein, und bin ich so glücklich, in diesen wenigen Jahren bereits vier Fälle der Art gesehen zu haben: einen Fall von cysticercus im Glaskörper, mit dem hinteren Pol des Linsensystems in Verbindung stehend, dessen genaue Beobachtung und Abbildung (durch Herrn Dr. Liebreich bewerkstelligt, in der nächsten Lieferung dieses Archivs erscheint, und 3 Fälle von Cysticercen der Netzhaut, deren Mittheilung ich hier folgen lasse." — Einen fünften Fall veröffentlichte er in der zweiten Abtheilung des ersten Bandes (S. 326 ff.), bei welcher Gelegenheit er hervorhebt, dass „zum Glück für die Kranken in

*) 4 Jahre nach Erfindung des Augenspiegels.

allen 5 Fällen die (zur Erblindnng führende) Affektion einseitig" war, eine Beobachtung, welche sich auch in der Folge bestätigt hat. — Im zweiten Bande (Abth. 1 S. 259 ff.) kam er wieder auf diesen Gegensland zurück. „Seit meiner letzten Publication — heisst es dort — sind abermals Kranke mit cysticercus behaftet in meine Klinik gekommen, und muss ich in der Anhäufung dieser Fälle eine besonders glückliche Zufälligkeit sehen, da trotz der wachsenden Zahl ophthalmoscopischer Untersucher immer noch keine anderweitigen Beobachtungen bekannt gemacht wurden." — Auch die zweite Abtheilung dieses Bandes (S. 334 ff.) brachte 2 neue Fälle, deren Veröffentlichung Graefe mit folgenden Worten entschuldigt: „Wären von anderen Seiten Beobachtungen über cysticercus im Glaskörper oder an den inneren Membranen des lebenden Auges eingelaufen, so würde ich in der That Anstand nehmen, auf's Neue Ergebnisse aus meiner Praxis anders als auf dem Wege kurzer Anführung mitzutheilen; da es jedoch scheint, dass wirklich ein besonders günstiger Zufall mir verhältnissmässig häufige Beobachtungen von einem relativ seltenen Leiden verschafft, so halte ich es immer noch für Pflicht, die einschlägigen Fälle, selbst wenn sie für die Krankheitslehre nichts wesentlich neues bringen, der blossen Casuistik wegen nebst kurzen Krankengeschichten zu sammeln." —

In weiteren 5 Mittheilungen, und zwar Archiv Bd. III. Abth. 2, Bd. IV. Abth. 2, Bd. VII., Bd. IX. Abth. 2, endlich Bd. XII, Abth. 2 — hat Graefe diesen Gegenstand erschöpfend abgehandelt.

Die „sogenannte" Sclerotico-chorioiditis posterior war — entsprechend der Häufigkeit ihres Vorkommens — eine der allerersten Erscheinungen im Augenhintergrunde, welche sich dem mit dem Augenspiegel untersuchenden Graefe darbot. Bezeichnend ist, dass er gleich von vornherein diese Affektion als einen entzündlichen Process auffasste, denn — retinitis circa papillam — lautete die Diagnose in den ersten klinischen

8*

Journalen. Zwei Sectionsbefunde, welche er im ersten Bande des Archivs (Abth. 1 S. 390 ff.) ausführlich mittheilte, corrigirten seine Anschauung insofern, als er von da ab den Sitz des chronisch entzündlichen Processes in die chorioidea und sclera verlegte. So entstand der Name: sclerotico-chorioiditis posterior. Die ursächliche Verbindung dieses ophthalmoskopischen Befundes mit myopie der betreffenden Augen wurde Graefe — neben der eigenen Beobachtung — um so leichter, als Arlt schon vor der Erfindung des Augenspiegels die Ansicht ausgesprochen hatte, dass der grösste Theil der excessiv kurzsichtigen eine längere optische Axe und eine Ausbuchtung in der hinteren Hemisphäre des bulbus habe. — „Eine einigermassen entwickelte Sclerotico-chorioiditis — heisst es an der oben citirten Stelle — verursacht allemal exquisit myopischen Bau des Auges. Das Verhältniss der Krankheit zu diesem Symptom ist so constant, dass unter 10 Individuen, die hochgradig myopisch sind, d. h. sich für die Entfernung der Concavgläser No. 2—6 bedienen, jedenfalls 9 an Sclerotico-chorioiditis posterior leiden. Zu dieser myopie tritt aber sehr bald ein gewisser Grad von Sehschwäche hinzu, der sich zunächst durch die unvollkommene Correction der myopie mittelst Concavgläser, sodann durch ungenügendes Erkennungsvermögen, selbst in der nächsten Nähe, kund giebt; vielen Kranken wird der Gebrauch jedes Concavglases unmöglich, der Sehakt schmerzhaft, so dass sie ausdauernde Thätigkeit der Augen gänzlich meiden müssen. Gegen Licht sind viele sehr empfindlich, es treten Blendungserscheinungen (vielleicht des Sclerotikalreflexes wegen) und zuweilen auch heftige subjective Lichterscheinungen auf; dazu fehlt selten das Gefühl des Druckes und der Spannung in der Tiefe der Augen, welches sich wohl ohne Zwang auf die Ausdehnung der sclerotica beziehen lässt. Eine Vernichtung des Unterscheidungsvermögens pflegt die Krankheit erst herbeizuführen, wenn hochgradigste Dissolution des Glaskörpers und Linsentrübung als Folgezustände, oder wenn Ablösung der Netzhaut und Erkrankungen dieser Membran als Complicationen hinzugetreten sind."

In Betreff der Prognose hatte Graefe damals noch nicht die pessimistische Ansicht, welche später von ihm und besonders von Donders als allgemein gültig aufgestellt worden ist. „In prognostischer Beziehung — sagt er l. c. S. 398 — gehören die durch sclerotico-chorioiditis bedingten amblyopien nicht zu den bösartigen, sofern dieselben sich bei zweckmässigen diätetischen Verordnungen und bei einem gegen die innere Hyperämie gerichteten antiphlogistischen Verfahren aufhalten, ja sogar bessern lassen."

„Die Hauptursache ihrer Verschlimmerung — fährt er weiter fort — liegt offenbar in der anhaltenden Accommodation für die Nähe, wobei die unausgesetzt thätigen Muskelkräfte nicht allein den Fortschritt der Ausbuchtung zu erregen scheinen, sondern die Stauung des Venenblutes zugleich auf die innere Blutüberfüllung steigernd einwirkt. Besonders hervorzuheben ist der von vielen Aerzten immer noch vertheidigte Gebrauch der Concavgläser bei der Accommodation für nahe Gegenstände." —

Diesen Ansichten entsprechend wurde damals von Graefe nicht nur jeder Gebrauch von Concavgläsern bei der Arbeit, sondern auch das consequente Tragen von Concavbrillen auf der Strasse streng verpönt, und nur die momentane Anwendung von concaven Doppellorgnetten gestattet; eine Praxis, welche im Laufe der Zeiten bedeutende Modifikationen erfahren hat.

Die Graefe'sche Anschauung von dem entzündlichen Charakter der Veränderungen bei Sclerotico-chorioiditis post. stiess sehr bald auf Widerspruch.

„Die von A. v. Graefe zuerst beschriebene und Sclerotico-chorioiditis posterior benannte Krankheitsform — sagt Dr. Heymann, Augenarzt in Dresden, bei Gelegenheit der Mittheilung eines Sectionsbefundes (Archiv Bd. II. Abth. 2 S. 131 ff.) — ist bekanntlich ihrer entzündlichen Natur nach nicht anatomisch bestimmt nachgewiesen, da nur Atrophie der Chorioidea und gleichzeitige Hyperämie der rückständigen Aderhaut als Ursache der so eigenthümlichen ophthalmoskopischen Erscheinungen der Krankheit aufgefunden wurde." — „Der betreffende Fall zeigte sich bei der Section interessant: 1) durch das dabei gleichzeitige Vorhandensein derselben Erkrankung, jedoch isolirt, im Umkreise der macula lutea. 2) Durch nachweisbare Exsudation, welche eine Verklebung der chorioidea und sclerotica bewirkt hatte, und ausserdem auf dem überliegenden Netzhauttheile und der papilla n. optici selbst, woselbst sie stellenweise die Gefässe verdrängte, aufgefunden wurde. 3) Durch gleichzeitiges Vorhandensein eines Polarkatarakts."

Später kam auch Graefe selbst von der Annahme eines entzündlichen Processes zurück, nachdem sich die Ansicht, dass die Atrophie der Aderhaut um den Eintritt des Sehnerven herum, rein mechanischer Natur sei, immer mehr Bahn gebrochen hatte. Er hörte nicht auf, die krankhaften Erscheinungen, welche diese Affection in den verschiedensten Gebilden des Auges hervorruft, sowie ihren engen Zusammenhang mit progressiver myopie eingehend zu verfolgen, und seine Erfahrungen von Zeit zu Zeit zu veröffentlichen. —

In das Verdienst und den Ruhm, die sowohl spontan wie beim Drucke mit dem Finger auftretenden Pulsphänomene in den Gefässen des Sehnerveneintritts zuerst gesehen und geschildert zu haben, theilen sich — nächst Helmholtz, der bereits darauf aufmerksam gemacht hatte — Donders und van Trigt einer- und Coccius andererseits in Bezug auf den Venenpuls, Eduard Jaeger in Bezug auf den Arterienpuls. Auch Graefe studirte die betreffenden Verhältnisse genau sowohl an Thieren, mit nachfolgender Section, als auch an Menschen, und gab eine dem damaligen Stande der Wissenschaft entsprechende Erklärung derselben im ersten Bande des Archivs (Abth. I. S. 382 ff.). —

Hieran schliesst sich naturgemäss das glaucoma an. Wiederum ist es Eduard Jaeger's Verdienst, den vermeintlichen „Hügel", welchen der Sehnerv bei dieser Krankheit bilden sollte, sowie das Verhalten der Gefässe, welche „an den steilen Rändern des Hügels plötzlich verschwinden und erst später in der Tiefe wieder zum Vorschein kommen", zuerst genauer studirt, beschrieben und abgebildet zu haben. Auch Graefe schilderte in seiner ersten „Vorläufigen Notiz über das Wesen des glaucoma" (Archiv Bd. I. Th. 1 S. 371 ff.) den „Hügel" genau so wie Jaeger, hob aber besonders hervor, dass „man beim exquisiten glaucoma beinahe constant in den Arterien des mittleren Theiles der Sehnervenscheibe eine spontane Pulsation bemerke."

„Fragen wir nach der Grundursache der genannten Veränderungen — fährt Graefe in der citirten Arbeit fort, — so kann ich nicht umhin, dieselbe ausserhalb des Auges zu suchen. Schon die Beobachtung, dass glaucoma vorwaltend bei alten Leuten mit rigiden Arterien sich einstellt, dass es sehr häufig gepaart mit senilen Gehirnkrankheiten vorkommt, sodann der unabänderliche mit absoluter Blindheit endigende Verlauf, mussten den Verdacht erregen, dass alle Veränderungen im Auge nur secundär, auf eine tiefer liegende gemeinschaftliche Ursache in den ernährenden Gefässen zu beziehen seien." —

In einer zweiten Arbeit (Archiv Bd. I. Thl. 2 S. 299 ff.) stellte er die „Vermuthung" auf, welche seitdem zum Axiom für die gesammte Lehre vom glaucoma geworden ist, — „dass die in Folge des akuten glaucoma eintretende Amaurose sich in mehrfacher Richtung auf Steigerung des inneren Druckes beziehen lasse (Härte des bulbus, Anästhesie der Hornhaut, Paralyse der iris, Arterienpuls, Erlöschen des Sehvermögens durch Beengung des Gesichtsfeldes), wenngleich tiefere Veränderungen, wahrscheinlich in den Gefässen, die Grundursache bilden." —

Inzwischen waren Graefe Zweifel aufgestiegen, ob „Hervorwölbung" in der That die richtige optische Bezeichnung für die charakteristische Veränderung des Sehnerveneintritts beim typischen glaucoma sei; Zweifel, denen er nicht nur mündlich in seinen klinischen Vorträgen, sondern auch im Archive Ausdruck gab. In einer Arbeit „Ueber die Lage der Ciliarfortsätze bei Ausdehnung der Sclera" (Arch. Bd. II. Abth. 1 S. 242 ff.) heisst es: — „Was übrigens die Formen des Opticus-Eintritts anbetrifft, so werden genaue Sektionen noch manche optische Täuschung nachzuweisen berufen sein; man wird in deren Beurtheilung immer vorsichtiger, je länger man untersucht; selbst beim glaucoma liegen die Gefässe in dem mittleren, scheinbar gewölbten Theile des Sehnerven dem beobachtenden Auge nicht näher, sondern entfernter als die in der Netzhautebene liegenden Gefässe, wie man es z. B. durch die Zunahme der Deutlichkeit (im aufrechten Bilde) bei Wahl stärkerer Concavgläser erweisen kann. Die Verschiebungen und Knickungen der Gefässenden, da wo die Stämme ihre frühere Ebene verlassen, bleiben analog, ob dieselben innerhalb des opticus in eine dem Beobachter nähere (convexe) oder entferntere (concave) Ebene übergehen, und demnach bleibt auch das hierüber gesagte (A. f. O. Bd. I. p. 373) richtig; dennoch nehme ich im Hinweis auf eine detaillirtere Mittheilung gern diese Gelegenheit zur Correktion früherer Beobachtungen wahr, und begnüge mich vorläufig damit, gegen die von den anderen Beobachtern wie von mir angenommene gewölbte Form der Papille bei glaucoma Bedenken auszusprechen."

Wie Graefe zu diesen „Bedenken" gekommen war, zeigt mit seinen eigenen Worten der Eingang desselben Abschnittes. Er sagt dort: „In dem anderen Auge der Patientin ergab sich eine, wie ich glaube, acquirirte Anomalie in der papilla

n. optici; der mittlere Theil differenzirte sich durch eine etwas gelblichere Färbung gegen den Randtheil, und es sah im umgekehrten Bilde bei flüchtiger Beschauung so aus, als wenn dieser mittlere Theil eine mehrfach ausgebuchtete Prominenz bildete. Genauere Untersuchung zeigte, dass dieses Ansehen trügerisch sei (s. o. S. 140 Weber: Fall von partieller Hyperämie der Chorioidea), und dass wenigstens die Gefässe des mittleren Theiles in einer ausgehöhlten Ebene lägen." —

Sehr bald trat an die Stelle des Zweifels die Gewissheit der bisherigen Täuschung, welche er zuerst von allen gleichzeitigen Forschern in seinen klinischen Vorträgen aussprach. So konnte er mit Recht in seiner berühmten Abhandlung „Ueber die Wirkung der iridectomie bei glaucom" (Archiv Bd. III Th. 2 S. 456 ff.) sagen: „Der Irrthum war allerdings so nahe gelegt, dass wir Alle in denselben verfielen, bis ich Gelegenheit fand, denselben zu corrigiren. Es konnte dies füglich nicht ausbleiben, nachdem Dr. A. Weber*) die Entstehung und die Auflösung eines analogen Irrthums bei einem Kaninchen mit Sclerectasia posterior sorgfältig besprochen hatte (Archiv Bd. II Abth. 1 S. 141—146). Die Ueberzeugung dass der glaucomatöse Sehnerv nicht hervorragend, sondern ausgehöhlt ist, hat seitdem vollkommen Wurzel gefasst. Wer noch zu zweifeln geneigt ist, den verweise ich im Voraus auf die anatomische Beschreibung eines glaucomatösen Sehnerven, welche Professor H. Müller für die nächste Abtheilung des Archivs versprochen hat."

Diese Arbeit H. Müller's beginnt mit den folgenden Worten (Archiv Bd. IV Th. 2 S. 1 ff.): Nachdem E. Jaeger eine eigenthümliche Formveränderung an der Eintrittsstelle des Sehnerven bei glaucom beschrieben hatte, welche von ihm wie von den übrigen Ophthalmologen zuerst für eine Hervorwölbung

*) Geheimrath Dr. A. Weber in Darmstadt war damals Zuhörer Graefe's in Berlin.

gehalten wurde, war es bekanntlich Professor v. Graefe welcher aus der ophthalmoskopischen Beobachtung an Lebenden erkannte, dass es sich hier nicht um eine Erhöhung sondern um eine Vertiefung handle."

„Diese Grube an der Eintrittsstelle des Sehnerven — heisst es weiter — konnte ich bereits vor längerer Zeit anatomisch constatiren, und ich habe damals zugleich bemerkt, dass hier auch diese Veränderung der Eintrittsstelle sich auf die durch v. Graefe hervorgehobene Vermehrung des intraokularen Druckes zurückführen lasse (Ber. d. Würzburger Phys. Med. Ges. vom 8. März 1856). — Etwas später habe ich, soviel mir bekannt, zuerst eine andere Form von Grubenbildung an der Eintrittsstelle beschrieben, welche lediglich durch Atrophie der Nerven- und Zellenschicht der retina zu Stande kommt. Diese Notizen scheinen jedoch wenig Beachtung gefunden zu haben." —

Die Sehnervenexcavation — wie sie von nun an hiess — war aber nicht nur beim typischen glaucom beobachtet worden, auch nicht allein bei ausgedehnter Sclerectasia posterior, analog dem Weber'schen Falle, sondern sie fand sich sehr häufig bei der Untersuchung mehr oder weniger erblindeter Augen, welche — vielleicht mit Ausnahme einer gering erweiterten etwas starren Pupille — äusserlich durchaus nichts abnormes darboten. Einzelne Forscher bezeichneten sofort diese Fälle als chronisches glaucom, Graefe aber hielt sich — seinen Erfahrungen nach — für berechtigt, dieselben ganz und gar aus dem glaucomatösen Gebiete auszuscheiden, und als eigene Species unter dem Namen „Amaurose mit Sehnervenexcavation" in der oben citirten Arbeit aufzustellen und ausführlich zu schildern. Dieser Irrthum seinerseits war um so verzeihlicher, als er bei der relativ kurzen Zeit (3—4 Jahre) der Beobachtung wohl Gelegenheit genug gehabt hatte, sowohl die Krankheitsbilder des typisch akut-inflammatorischen, wie des typisch chronischen glaucoma zu studiren, nicht aber jene schleichenden Fälle, welche, vom Patienten unbemerkt, beginnen, oft viele Jahre lang latent bleiben, und erst durch zufälligen Schluss des gesunden Auges entdeckt werden. — Auch in der nächsten Arbeit über diesen Gegenstand (Archiv Bd. IV. Abth. 2 S. 127 ff.) hält er die „Amaurose mit Sehnervenexcavation" als „besondere Krankheits-Categorie" noch mit Bestimmtheit aufrecht, während er doch auf der anderen Seite ausführlich darlegt, wie durch „Zunahme des intraokularen Druckes" bei den verschiedensten pathologischen Zuständen, beim traumatischen Staare, nach Discisionen und Reclinationen, bei iritis mit Pupillarverschluss, bei sclerotico-chorioiditis posterior, bei ektatischen Hornhautnarben ein „glaucomatöser Process" sich entwickeln könne. — Erst 4 Jahre später giebt er sie auf oder reihet vielmehr auch diese Fälle in das Gesammtbild des glaucoma ein. Im 8. Bande des Archivs (Abth. 2 S. 242), in einer Abhandlung betitelt „Weitere Zusätze über glaucom und die Wirkung der iridectomie" beginnt er den dritten Abschnitt „Ueber die glaucomatöse Natur der Amaurosen mit Sehnervenexcavation und über das Wesen und die Classifikation des glaucoma" mit den folgenden Worten: „Während sich die Gruppe des deutlich entzündlichen glaucoms, sei es akut oder chronisch verlaufend, in der Diagnostik leicht abgrenzte, so war die Gruppe der nicht manifest entzündlichen Fälle weit schwerer zu definiren. Da hier die Sehnervenexcavation zuweilen das einzige palpable Kennzeichen ist, und ausser den Entzündungszeichen auch die Symptome, welche auf Zunahme des intraokularen Druckes deuten, in den Hintergrund treten, zuweilen selbst die tastbare Spannungsvermehrung vermisst wird, da endlich die iridectomie welche bei den entzündlichen Formen sofortige Heileffekte liefert, hier den Zustand des Sehvermögens vor der Hand unverändert lässt, so hatte man scheinbar Grund, diese Fälle als ein idiopathisches Sehnervenleiden aufzufassen. Ich selbst bin in den Irrthum insofern verfallen, als ich aus der Categorie des chronischen glaucoms eine gewisse Summe von Fällen unter dem

Namen der „Amaurosen mit Sehnervenexcavation" ausschied. Die Identität in der Form des Sehnerven und die symptomatischen Verwandtschaften dieser Fälle mit denen chronischen glaucoms waren mir jedoch nicht entgangen, nur schien mir zur Zeit die Begründung auf Druckzunahme unstatthaft. Bei der grossen Schwierigkeit des Gegenstandes, über welchen erst lange fortgesetzte Studien bestimmte Ueberzeugungen erwecken konnten, war es begreiflicher Weise ein missliches Ding die gemeinschaftliche Wesenheit der verschiedensten Krankheitsbilder zu erkennen. Jüngst hat Donders (S. d. Haffmannssche Arbeit in eben diesem Hefte des Archivs p. 146 u. ff.) diese Krankheitsgruppe in ihre zukömmliche Stelle unter die Rubrik des glaucoms eingesetzt. Ich theile diese Ueberzeugung nach meinen in den letzten Jahren gesammelten Erfahrungen durchaus, und habe die „Amaurose durch Sehnervenexcavation", die mir niemals eine grosse Befriedigung gewährte, in den wenn auch complexen, doch gegliederten Körper des glaucoms sich einfügen gesehen, mich auch bereits in einigen Vorträgen (Société de Biologie im Oktober 1860 und Berliner Medicinische Gesellschaft im Winter 1860—61) unabhängig von Donders in derselben Richtung ausgesprochen." —

Ein Jahr vor seinem Tode, im 15. Bande des Archivs (Abth. III. S. 108 ff.) hat Graefe in einer grossen, 144 Seiten umfassenden Arbeit die Lehre von der Pathologie und Therapie des glaucoms klar und übersichtlich, und für den damaligen Standpunkt erschöpfend dargestellt. —

Den ersten am lebenden Auge ophthalmoskopisch beobachteten Fall einer frischen embolie der arteria centralis retinae beschrieb Graefe in der damals neu gegründeten internationalen Zeitschrift „La Clinique Européenne", reproducirte aber gleichzeitig diese Arbeit im 5. Bande des Archivs (Abth. 1 S. 136 ff. „Ueber embolie der arteria centralis retinae als Ursache plötzlicher Erblindung"). Zu dieser Diagnose führte ihn einmal der charakteristische Augenspiegelbefund: „bei vollkommen klaren brechenden Medien war die papilla optici des betreffenden Auges ganz bleich, sämmtliche Gefässe innerhalb derselben auf ein Minimum reducirt. Die Hauptarterienstämme erschienen auch jenseits der Papille auf der Netzhaut als ganz schmale Linien, deren Aeste in entsprechender Weise immer feiner und feiner wurden; Theilungen, die unter normalen Verhältnissen noch recht ansehnlich erscheinen, verschwanden bereits vollkommen. Ein abweichendes Verhalten zeigten die Venen. Freilich waren auch sie an allen Punkten dünner als in der Norm, aber ihre Füllung stieg gegen den aequator bulbi hin" —, andererseits die Coëxistenz der Symptome einer Stenose der Aortenklappen. Am Schlusse der citirten Arbeit fügt Graefe einige Bemerkungen hinzu, welche „die Stellung dieses Falles in der Literatur" bezeichnen sollten. „Die embolie von Augengefässen — heisst es dort — ist an sich nichts neues. Virchow, der diese Provinz der Pathologie nicht blos entdeckt, sondern auch in tiefgehendster Weise cultivirt hat, liess bei seinen anatomischen Untersuchungen das Auge keineswegs unberücksichtigt. In seinen gesammelten Abhandlungen (1856 p. 539 u. 711) finden sich bereits zwei Beispiele, wo Processe im Auge in Folge der Embolie der arteriellen Stämme resp. deren Verzweigungen auftraten, ebenso im Archiv für pathologische Anatomie (1850, 9. Band II. Heft p. 307; 10 Band II. Heft p. 179). Wenn Virchow durch diese Publikationen, denen sich noch einige übereinstimmende anschlossen, die als metastatische Chorioiditis, pyämische, puerperale Endophthalmie in der Augenheilkunde bekannte Entzündungsform zum grössten Theile auf Embolie reducirt hatte, so spricht er auch bereits (A. f. path. Anat. X, 2 p. 187) die Vermuthung aus, dass „ausser der ichorrhämischen und puerperalen Form auch manche rheumatische und arthritische Amaurose in der endocarditis ihre Erklärung finden wird." An diese Vermuthung schliesst sich unser Fall als die erste derartige Beobachtung an." —

Abermals eine neue Entdeckung Graefe's auf dem Felde der Augenspiegel-Untersuchung brachte der siebente Band des Archivs vom Jahre 1860. Diese Arbeit, welche die Ueberschrift führt: „Ueber Complikation von Sehnervenentzündung mit Gehirnkrankheiten" (A. Bd. VII. Abth. II. S. 58 ff.) ist in doppelter Beziehung von hoher Bedeutung. Einmal begründete sie die Lehre von den entzündlichen Processen des Sehnervenstammes somit der wichtigsten und gefahrbringendsten Augenkrankheiten; durch den Hinweis auf die Complikation mit Gehirnaffektionen aber dokumentirte sie gleichzeitig auf das glänzendste den feinen diagnostischen Blick Graefe's. Doch spricht sich derselbe hier — der Neuheit der Beobachtung entsprechend — noch sehr vorsichtig aus. „Zu den lehrreichsten Ergebnissen — heisst es im Eingange der citirten Arbeit, — welche die Untersuchung mit dem Augenspiegel geliefert hat, gehört die häufige Coïncidenz von Leiden des Sehnerven mit extraokularen Krankheitsursachen. Es ist ungefähr 3 Jahre her, als ein Patient in meine Behandlung kam, welcher von verschiedenen Hirnsymptomen, als linksseitiger hemiplektischer Schwäche und Parese im Bereiche des Facialis, periodisch wiederkehrenden epileptoiden Anfällen, Erlöschen des Gedächtnisses, überhaupt Stumpfheit der Geistesfunktionen und ausserdem von einer progressiven Erblindung befallen war. Mein erster Gedanke bei der äusseren Besichtigung des Patienten war, dass auch die Amaurose ihren Grund in Lähmung des Sehnerven haben möchte, und demnach keine materielle Veränderung im Auge oder lediglich die Zeichen secundärer Atrophie des Sehnerven an der Papille hervortreten würden. Dieser Vermuthung entgegengesetzt fand ich bei der Augenspiegeluntersuchung die Papille sehr bedeutend und zwar unregelmässig geschwellt, sie erhob sich auf der einen Seite steil, um auf der gegenüberliegenden allmälig in das zukömmliche Niveau zurückzugehen. Die sonst durchscheinende Substanz erschien grau getrübt mit einer ungewöhnlich starken Beimischung von Roth, desgleichen die anliegende Netzhaut, wodurch die Chorioidalgränze des Sehnerven völlig verwischt war. Die Trübung war im allgemeinen diffus, im aufrechten Bilde zeigte sie meist ein streifiges, der Verbreitung der Sehnervenfasern folgendes Aussehen. Die Netzhautvenen waren verbreitert, ausserordentlich stark geschlängelt, streckenweise sehr dunkel und traten in der trüben Substanz sehr ungleichmässig hervor, die Arterien waren verhältnissmässig dünn. Die Netzhauttrübung nahm von der Sehnervengränze continuirlich ab und umfasste im Ganzen eine Zone von etwas mehr als 2‴ Breite, also inclusive der Papille einen Kreis von ca. 5‴ im Durchmesser. Unzweifelhaft war hier eine Hyperämie und Schwellung des Sehnerven vorhanden, welche bei der intensiven Trübung der Substanz wohl als entzündlich gelten musste. Dieser intraokulare Befund, welcher auf beiden Augen fast congruent war, konnte die beinahe complete Erblindung wohl erklären, war aber jedenfalls mit einem Gehirnleiden complicirt, dessen Diagnose bei Erwägung aller Details, die ich hier unangeführt lasse, lange zwischen rechtsseitiger encephalitis und zwischen tumor cerebri schwankte allmälig aber mehr nach letzter Richtung entschieden ward. Da die übrigen Gehirnsymptome viel eher vorhanden gewesen, als die Erblindung, so musste auch die entzündliche Anschwellung des Sehnerven als consecutiv betrachtet werden, welcher Zusammenhang aber zwischen beiden Uebeln bestehen mochte, blieb dahingestellt. Patient starb nach halbjähriger Beobachtung in einem epileptoïden Anfalle. Die Sektion wies eine sehr ausgedehnte sarcomatöse Geschwulst in der rechten Hemisphäre nach. Die Untersuchung der Augen wurde leider nicht gestattet.“ —

Zwei spätere Sektionen, bei denen auch die Augen einer genauen mikroskopischen Untersuchung von Virchow und Schweigger unterzogen wurden, zeigten, neben der beträchtlichen Schwellung der Papille, welche etwas mehr als

1 Mm. über das Niveau der chorioidea prominirte, im wesentlichen eine Wucherung der bindegewebigen Elemente, besonders gegen die Peripherie des Nerven hin. In beiden Fällen waren die Veränderungen auf die Papille und angränzende Netzhaut beschränkt, der Strang des Sehnerven jenseits des Auges bot keine namhafte Anomalie. —

„Nach diesen Befunden — sagt Graefe weiter — dürfte die erwähnte Erkrankung in einer Entzündung der Sehnerven und der anliegenden Netzhautpartie (besonders der inneren Schichten) zu suchen sein, welche eine Hypertrophie des interstitiellen Bindegewebes und Degeneration resp. Zerfall der nervösen Elemente zurücklässt."

„Gewiss — fährt er fort — ist die Combination von Netzhautleiden mit Gehirnleiden überhaupt für die Lehre der Nervenkrankheiten, insonderheit für die neuerdings ventilirte Neuritisfrage von grosser Wichtigkeit."*) —

„Es giebt übrigens — heisst es zum Schlusse — ausser der geschilderten Form von Neuro-retinitis, welche sich durch eine erhebliche Schwellung, Röthung und Trübung der Papille markirt und meines Erachtens von mechanischer Hyperämie ausgeht, noch eine andere Form, welche sich zu encephalitischen und encephalomeningitischen Processen hinzugesellt, und vielleicht als eine absteigende Neuritis verhält. Die Papille schwillt hier auch an und trübt sich, ersteres jedoch in weit geringerem Grade ohne jede steile Erhebung an irgend einer Seite, die Farbe ist mehr grau, allenfalls röthlich-grau, aber niemals so intensiv hyperämisch als dort, ferner geht der

*) Die Lehre von der Existenz einer wahren neuritis war gerade zu dieser Zeit von dem in seinen Verdiensten um Histologie und Pathologie weder von der Mit- noch Nachwelt nach Gebühr gewürdigten Remak aufgestellt und begründet worden. Graefe war von Anfang an begeisterter Anhänger dieser Lehre, welche, so vielfach leidenschaftlich angegriffen, sich erst nach und nach siegreich Bahn gebrochen hat.

Process, der sich auch allmäliger als dort entwickelt, in weit grösseren Abstand von der Papille und auf alle Schichten der Netzhaut über, in welcher letzterer sich meist weisse plaques und zahlreiche Apoplexieen finden. Anatomische Untersuchungen müssen entscheiden, ob in der That, wie ich präsumire, hier der Strang des Sehnerven continuirlich erkrankt ist und eine direkte Fortleitung der Veränderungen bis in den centralen Heerd besteht, oder ob es sich ohne solche Continuität lediglich um ein Hinzutreten analoger Processe in dem Nerven und der Netzhaut handelt.“ —

Die Richtigkeit aller dieser „vorläufigen“ Annahmen Graefe's wurde durch die nachfolgenden Beobachtungen glänzend bestätigt.

„Die Coïncidenz — sagt er am Beginn einer zweiten Arbeit: „Ueber neuroretinitis und gewisse Fälle fulminirender Erblindung“ (Archiv, Bd. XII. Abth. 2 S. 114 ff.) — von Entzündung des Sehnerven welche, so vielfach leidenschaftlich angegriffen, sich erst nach und nach siegreich Bahn gebrochen hat und von intrakraniellen Störungen, auf deren Vorkommniss in diesem Archiv (Bd. VII, 2 p. 58) zuerst aufmerksam gemacht wurde, ist von vielen Seiten wiedergefunden und für die Pathologie verwerthet worden. Ja, es hat sich bei Verfolgung der Verhältnisse herausgestellt, dass überhaupt die idiopathische neuroretinitis selten und deren Dependenz von orbitalen oder intrakraniellen Störungen (zuweilen vielleicht nur circulatorischer Natur, z. B. bei Menstruationsanomalien) eine fast constante ist.“

„Hat man sich über diese Thatsache ziemlich geeinigt, so gilt nicht ein gleiches von den verschiedenen Formen und von der Herleitung der neuroretinitis, welche ich damals aufgestellt. — Ich hatte die Vermuthung geäussert, dass dem Krankheitsbilde der zweiten Form eine absteigende neuritis zu Grunde läge, während es von der ersten bereits anatomisch festgestellt war, dass sich die Veränderungen auf das intraokulare Sehnervenende beschränken und den extraokularen Stamm intakt lassen." —

„Es hat sich nun, was damals vermuthend ausgesprochen ward, nämlich die Existenz dieser beiden verschiedenen Krankheitstypen, in der That bestätigt." —

„In Summa möchten für die Lehre von der neuritis optici folgende Anhaltspunkte gewonnen sein:

1) Es giebt in der That zwei anatomisch zu unterscheidende Formen, in welchen die papilla optici zu einem Dokumentationsheerde intracranieller Erkrankungen wird. In der einen zeigt sich bei Gewebsintegrität des Opticus-Stammes die Erkrankung nur intraokular von der lamina cribrosa und zeichnet sich vorwaltend durch Stauungsphänomene aus; bei der anderen handelt es sich um eine längs des Sehnervenstammes herabsteigende und bis in die Papille und Netzhaut dringende perineuritis und interstitielle neuritis.

2) Diese beiden Formen sind wohl unter vielen Umständen, aber nicht immer und noch weniger in allen Stadien ophthalmoskopisch zu unterscheiden.

3) Wo diese Unterscheidung möglich ist, spricht die erstere Form (Stauungspapille) mehr für Leiden mit eminenter Steigerung des intracraniellen Druckes, die letzte mehr für, zur Diffusion neigende Reizzustände. Erstere wird deshalb häufiger bei Tumoren, letztere hingegen häufiger bei meningitides resp. encephalomeningitides gefunden. Eine exclusive diagnostische Schlussfolgerung kann indessen deshalb nicht stattfinden, weil umschriebene Tumoren, ohne den Schädeldruck erheblich zu steigern, consecutive encephalomeningitis mit Fortpflanzung auf die Sehnerven einleiten und umgekehrt entzündliche Processe unter Umständen den Schädeldruck erheblich steigern können, ohne sich in descendirender Form auf die Sehnerven fortzusetzen.

4) Die nach neuritis zurückbleibende Atrophie der Papille ist zwar für lange, aber nicht für alle Zeiten von der bei ce-

rebro-spinalamaurose vorkommenden genuinen Atrophie zu unterscheiden.

5) Obwohl intracranielle Tumoren in der überwiegenden Mehrzahl der Fälle ihren Einfluss auf das Auge durch neuritische Phänomene äussern, so bedingen sie doch nicht selten lediglich weisse Atrophie der Papille. Eine Erklärung hierfür ist noch hypothetisch, doch spricht manches dafür, dass bei letzter Eventualität, sofern überhaupt eine namhafte Erhöhung des Schädeldruckes stattfand, dieselbe doch erst einem direct leitungsunterbrechenden Einflusse folgte." —

In derselben Abtheilung desselben Bandes beschreibt Graefe unter dem Namen „centrale recidivirende retinitis" eine „eigenthümliche, von lues dependirende Form", welche zum Unterschiede von der gewöhnlichen retinitis syphilitica — „plötzlich eintretende Störungen setzt, die meist schon nach einigen Tagen von selbst wieder verschwinden, sich aber nach 2 Wochen bis 3 Monaten ganz in derselben Weise wiederholen, in summa 10—20—30 mal, oder, wie in einem Falle, mehr als 80 mal." Das „Hauptsymptom" bei der fraglichen Affektion ist eine feine Trübung im Bereiche der macula lutea, während die Umgebung des Sehnerven frei ist oder höchstens an der äusseren Seite noch ganz schwache Ausläufer darbietet. Diese Trübung ist von graulicher Tünchung, zuweilen mit einem Stiche in's grünlich-gelbe, meist um die fovea culminirend, und sich von hier ab nach allen Seiten gleichmässig abschwächend." — In späterer Zeit hat Graefe diese retinitis als besondere Form der specifischen Netzhautentzündung nicht mehr aufrecht erhalten. —

Wie reichhaltig das Material war, welches Graefe der pathologischen Anatomie überwies, davon legen neben den selbstständigen Arbeiten, welche die bereits genannten Anatomen in den verschiedenen Zeitschriften veröffentlicht haben, die zahlreichen Abhandlungen von ihm und seinen Assistenten in seinem Archiv beredtes Zeugniss ab. Hier möge es genügen, eine generelle Uebersicht seiner eigenen Arbeiten zu geben, ohne auf Details einzugehen.

Bd. I. Abth. 1: Graefe: Bindegewebsgeschwulst der Thränenkarunkel. — Tumoren. — Ein Sektionsbefund bei Lähmung des oculomotorius. —

Bd. I. Abth. 2: Graefe: Angeborene mit zahlreichen Haaren versehene Geschwulst auf der Hornhautgrenze. —

Bd. II. Abth. 1: Graefe: Präparat von chorioiditis tuberculosa bei einem Schweine. — Ueber eine Krebsablagerung im Innern des Auges, deren ursprünglicher Sitz zwischen sclera und chorioidea war. — Sektionsbefund nach vorausgegangener Reclination. — Sektionsbefund nach Lähmung des oculomotorius. —

Bd. III. Abth. 2: Graefe: Eine Thränensackgeschwulst mit ungewöhnlichem Inhalt. — Ueber eine haarhaltige Balggeschwulst im Innern des Auges.

Bd. IV. Abth. 2: Graefe: Zur Diagnose des beginnenden intraokularen Krebses. — Ein Fall von Colobom beider Lider, der Nase und der Lippe.

Bd. VI. Abth. 1. Graefe und Schweigger: Beiträge zur anatomischen Klinik der Augenkrankheiten. Vorwort von A. v. Graefe. —

Bd. VII. Graefe: Zur Casuistik der Geschwülste. —

Bd. X. Abth. 1. Graefe: Zur Casuistik der Tumoren. —

Bd. XII. Abth. 2 Graefe: Tumor orbitae et cerebri. — Vereinzeltes über Tumoren. —

Bd. XIV. Abth. 1. Graefe und Leber: Ueber Aderhauttuberkeln. —

Von den Refractions-Anomalien zog die Myopie besonders durch ihren bereits erwähnten Zusammenhang mit sclerotico-chorioiditis posterior und mit strabismus Graefe's Aufmerksamkeit vom ersten Beginne seiner praktischen Thätigkeit an im vollsten Masse auf sich.

Schon im ersten Bande des Archivs (Bd. 1 Abth. 1 S. 297 ff.)

erwähnt er die Thatsache, dass „er sich während des Verlaufs pannöser keratitis, wenn das Sehvermögen einigermassen erhalten war, oft vom kurzsichtigen Baue habe überzeugen können bei Leuten, deren Accommodation früher vollkommen normal gewesen. — Ebenso konnte er: „bei fortschreitender Verdichtung der Exsudation auch die Abnahme des myopischen Baues deutlich constatiren." — In einer Anmerkung hierzu heisst es: „Mit solcher myopie, von zu grosser Wölbung der Hornhaut herrührend, ist nicht etwa die bei diffusen Hornhauttrübungen beinahe constante myopie unbedingt zu identificiren. Allerdings zeigt sich auch bei diffusen Hornhauttrübungen die Hornhaut in Folge früherer Lockerung nicht selten prominenter, aber auch bei normaler Krümmung geben die Flecke indirekt den Grund zu myopischem Baue, denn die Kranken sind dabei gezwungen, wegen des verringerten Lichteinfalles die Gegenstände möglichst nahe heranzunehmen, wie ein Gesunder im Dämmerungslichte, um möglichst grosse Netzhautbilder zu erhalten. Hierbei setzen sie natürlich, um gleichzeitig scharf zu sehen, die accommodativen Kräfte möglichst in Thätigkeit, und erwerben allmälig myopischen Bau. Man kann diese Kurzsichtigkeit daher als Kurzsichtigkeit aus Schwachsichtigkeit bezeichnen."

An diese Art der myopie schliesst sich folgerichtig die bei Schichtstaar vorhandene an, welche Graefe (Arch. Bd. I. Abth. 2 S. 235 ff.) wie folgt schildert. „Alle mit entwickeltem Schichtstaar behaftete Kranke pflegen an scheinbarer myopie zu leiden, weil sie die Objecte näher an das Auge herannehmen, um bei der schwächeren Beleuchtung ihres Augenhintergrundes grössere Netzhautbilder zu bekommen; hierdurch entsteht allmälig angewohnte wahre myopie, ganz in ähnlicher Weise wie bei Hornhauttrübungen (siehe dieses Archiv Abth. 1 S. 298 Anmerkung)."

Ueber die myopie bei spontanen Linsen-Dislokationen findet sich eine Mittheilung von Graefe im 2. Bande des Archivs (Abth 1 S. 257). Er sagt dort: „Myopie hohen Grades scheint niemals in hierher gehörigen Fällen zu fehlen, mitunter ist sie so hochgradig, dass nach vollendeter Linsendislocation nur ein äusserst schwaches Convexglas erfordert wird. Ob der veränderte Brechzustand des Glaskörpers oder eine Formanomalie des bulbus, namentlich Verlängerung der Sehaxe, die myopie bedingt, ist noch nicht ausgemacht. Die Verminderung des Brechungsindex allein, bei normalen Abständen und Krümmungen der brechenden Flächen, kann kaum zur Erklärung ausreichen, da sie die wahrscheinlichen Grenzen bedeutend überschreiten müsste. Eine Verlängerung der Sehaxe ist möglich, jedoch ergiebt weder der ophthalmoskopische Befund, noch die äusseren Messungen bei seitlichster Wendung des Auges etwas, was für dieselbe argumentirt." —

Die Verwechselung und Vermischung der Refractions- und Accommodations-Zustände in den oben angeführten Sätzen giebt ein klares Bild dieser Verhältnisse vor den Donders'schen Untersuchungen. Von grösster Bedeutung für die wissenschaftliche Entwickelungsgeschichte der Refractions-Anomalien war aber Graefe's Aufsatz: „Ueber myopia in distans nebst Betrachtungen über das Sehen jenseits der Grenzen unserer Accommodation", welcher im 2. Bande des Archivs (Th. 1 S. 158 ff.) im Jahre 1855 erschien.

„Es ist eine Thatsache — so beginnt Graefe diesen Aufsatz, — dass der Grad der Kurzsichtigkeit mit der Art und Weise, wie entfernte Gegenstände den Kurzsichtigen erscheinen, nicht in einem constanten Verhältnisse steht." — „So ist auch die Beobachtung bereits von mehreren Seiten her gemacht, dass zuweilen Kurzsichtige, welche noch in verhältnissmässig grosser Entfernung kleine Objekte erkennen, z. B. Druckschrift bis auf 2′ lesen, entfernte grosse Objekte nur in ihren allgemeinsten Umrissen wahrzunehmen im Stande sind. Man hat diesen Zustand myopia in distans genannt, doch bin ich leider trotz angestellter literarischer Nachforschungen nicht im Stande anzugeben, von welchem Autor die erste Beschreibung und der Name dieses Zustandes herrührt. In Betreff der Erklärung finden wir nichts recht stichhaltiges aufgestellt, und es konnte sogar der Verdacht entstehen, dass es sich in einzelnen der beschriebenen Fälle nicht um ein einfaches Accommodationsleiden, sondern um einen anderen Hergang, insonderheit um Blendungserscheinungen handle. Einige exquisite Fälle solcher myopia in distans gaben mir eine, wie ich glaube richtige Deutung an die Hand, welche ich um so weniger zögere, hier mitzutheilen, als sich an dieselbe einige Betrachtungen über das Verhalten gegen Zerstreuungskreise bei Accommodativkrankheiten im Allgemeinen auf ungezwungene Weise anschliessen lassen."

Nach kurzer Beschreibung mehrerer einschlägiger prägnanter Fälle führt Graefe die erwähnten „Betrachtungen" folgendermassen aus:

„Vor allen Dingen konnte der Grund des Undeutlichsehens nur in einer Anomalie der Accommodation gesucht werden, da die Sehschärfe absolut normal, die Beleuchtung frei von jedem blendenden Einflusse, und endlich schwache Concavgläser vollständig ausreichend waren, um die präcisesten Wahrnehmungen entfernter Objekte zu ermöglichen; auch wurden die Beobachtungen unter den verschiedensten Verhältnissen der Beleuchtung wiederholt, und immer stellte sich dasselbe Resultat heraus. Allen Erklärungsversuchen musste nun eine genaue optometrische Bestimmung der Accommodationsgrenzen, insonderheit des Fernpunktes, vorangeschickt werden, denn möglicherweise konnte dieser letztere weit näher liegen, als es aus den Leseproben hervorzugehen schien; wissen wir doch, dass Presbyopische, selbst Hyperpresbyopische nicht selten Druckschrift bei grosser Annäherung erkennen, weil sie im Interesse der Wahrnehmung sich über die Undeutlichkeit der Netzhautbilder wahrscheinlich durch Uebung hinwegzusetzen gelernt haben. In derselben Weise hatte vielleicht auch der fragliche Patient die Fähigkeit besessen, sich beim Erkennen von Druckschrift über die Zerstreuungskreise hinwegzusetzen, und so einen hohen Grad von myopia verdeckt; diese supponirte Fähigkeit, auf welche wir unten zurückkommen werden, hätte den Patienten für entferntere Objecte — aus mangelnder Uebung oder anderen Gründen im Sehakte selbst — gefehlt, und hieraus wäre der scheinbare Widerspruch in der Wahrnehmungsfähigkeit entstanden. Die Messungen ergaben nun, dass sich der Fernpunkt wirklich auf $1^3/_4$' befand, während derselbe bei den übrigen myopischen weit näher, bei den excessiv-myopischen auf 4″ gelegen war."

„Wodurch konnte sich nun die genannte Verschiedenheit im Sehen entfernter und naher Objekte erklären? Es blieben hier nur zwei Annahmen übrig; entweder mussten die bei der angegebenen Lage des Fernpunktes verhältnissmässig kleinen Zerstreuungskreise entfernter Objekte die Funktion der Netzhaut in der Weise stören, dass die Wahrnehmungsfähigkeit beschränkt oder aufgehoben war, etwa in derselben Weise, wie man zuweilen bei hyperaesthesia retinae die Wahrnehmung unter Einfluss gewisser Farben, unregelmässiger Brechung, leichter Blenduug erlöschen sieht, oder es wurde beim Betrachten entfernter Objekte nicht für den Fernpunkt, nämlich $1^3/_4$', sondern für einen näher gelegenen Punkt, vielleicht selbst für den Nahepunkt, accommodirt, wobei die Grösse der Zerstreuungskreise genugsam wachsen konnte, um die Confusion der Bilder zu erklären. Im ersteren Falle wäre die myopia in distans als eine mit leichter myopie verbundene eigenthümliche Form der hyperaesthesia retinae aufzufassen, im letzteren aber als eine auf perverse Thätigkeit des Accommodationsapparates zu basirende Erscheinung, kraft deren, wenn einmal eine scharfe Accommodation unmöglich ist, nun nicht mehr der relativ günstigste Zustand der Accommodation, sondern geradezu ein conträrer eingeleitet wird." Ich glaube mich durch eine genügende Zahl von Versuchen überzeugt zu haben, dass die letztere Annahme die vorwaltend richtige ist, wenngleich eine pathologische Reizbarkeit der Netzhaut gegen Zerstreuungskreise nothwendig das reflektorische Mittelglied des Phänomens abgeben muss." —

„Es ist durch Versuche mit Concav- und Convexgläsern einerseits und mit prismatischen Gläsern andererseits bewiesen, dass beim binokularen Sehakt eine absolute Abhängigkeit der Sehaxenconvergenz von der Accommodation nicht existirt, dass wir vielmehr bei gleichbleibender Convergenz innerhalb gewisser Grenzen verschieden accommodiren können (Versuche mit convexen und concaven Gläsern bei gleicher Entfernung des Objekts), und andererseits bei wechselnder Convergenz denselben Accommodations-Zustand erhalten können (Versuche mit prismatischen Gläsern und dadurch hervorgebrachtem willkürlichen Schielen). Es ist aber ebenso gewiss, dass diese scheinbare Unabhängigkeit lediglich ein Produkt des beim doppelseitigen Sehakt herrschenden Dranges nach Einfachsehen ist, wodurch die natürliche Abhängigkeit beider Faktoren bis auf einen gewissen Punkt gelockert wird. So wie wir nämlich das doppelseitige Sehen aufheben, zeigt sich die natürliche Abhängigkeit darin, dass eine jede Veränderung der Accommodation auch mit veränderter Convergenz sich verbindet. —

„Halten wir vor das gesunde Auge eines Schielenden Concavgläser von wachsender Stärke und lassen immer dasselbe Gesichtsobject fixiren, so wird die pathologische Convergenz des schielenden Auges zu —, resp. die Divergenz abnehmen, und ich habe dieses Mittel oft genug zur Orthopädie nach vorausgegangenen Schieloperationen angewendet, weil in der That darin eine Methode zur Veränderung der Sehaxenconvergenz bei einseitigem Sehakt liegt. — Auch die Entstehung des Schielens ist häufig hierdurch zu erklären.“ —

„Diese Thatsachen festgestellt, so dürfte die veränderte Stellung eines vom Sehakt ausgeschlossenen Auges als Index für den Wechsel im Accommodationszustand des zweiten im Sehakt fungirenden Auges zu betraehten sein, und habe ich gerade dieses Mittel benutzt, um den Beweis für die oben angeführte Natur der Myopia in distans zu führen. War nämlich beim Sehen in die Entfernung das Auge nicht für den Fernpunkt, sondern in conträrer Weise accommodirt, so musste auch, wenn das Gesichtsobjekt über den Fernpunkt hinaus allmälig entfernt wurde, das zweite verdeckte Auge etwas nach innen abweichen; dies trat nun in der That ein, und zwar gerade dann, wenn das plötzliche Verschwommensein entstand, ferner zeigte sich, dass wenn Patient zuerst mit blossem Auge in die Entfernung sah, und alsdann ein schwaches Concavglas (30) vorgehalten wurde, das halb verdeckte Auge um etwas von seiner Stellung nach aussen abwich, ein Beweis, dass der Brechzustand sich verringerte. Es geschah dies gleichzeitig mit jener vom Kranken angegebenen fühlbaren Veränderung in der „Spannung“ seiner Augen.“ —

„Es scheint demnach, dass bei der Myopia in distans die verhältnissmässig kleinen Zerstreuungskreise, welche entfernte Objekte abgeben würden, so lange die Adaptation für den Fernpunkt erhalten wäre, mit dem Sehakt in irgend einer Weise unverträglich sind, so dass unter ihrem Einflusse ein Impuls zur Einleitung eines entgegengesetzten Accommodationszustandes entsteht.“

„Diese seltsame Thatsache lässt sich vielleicht so erklären, dass bei vollständig verschwommenem Sehen überhaupt der Drang nach scharfem Erkennen erlischt, und so eine sensorielle Spannung gelöst wird, welche für die (bei diesen Kranken) herrschende Richtung der Nerventhätigkeit störend ist. Man könnte dies vergleichen mit der Unverträglichkeit gegen nahe an einander stehende Doppelbilder. Bei solchen ist der Drang nach Einfachsehen ein so entschiedener, dass extraordinäre Muskelspannungen hervorgerufen werden, um sie zu verschmelzen; ist dies aber unmöglich, so werden sie durch andere entgegengesetzte Muskelcontractionen von einander entfernt, wahrscheinlich weil in einer grösseren Entfernung der beiderseitigen Gesichtsfelder auch die Intention der Verschmelzung sich verliert." —

Hieran knüpft Graefe folgende „episodische Betrachtungen."

„Das Wort hebetudo visus ist von Autoren und Praktikern in so verschiedenem Sinne gebraucht worden, dass ein jeder, der es ausspricht, um Missdeutungen zu entgehen, wirklich die Pflicht hat, sich über die beigelegte Bedeutung zu erklären. Unserer Sprachweise gemäss bezeichnet hebetudo visus keine bestimmte Krankheit, sondern ein Symptom, dasjenige nämlich, dass bei normaler Sehschärfe und normalem Gesichtsfelde der Sehakt nach kürzerem oder längerem Intervall durch ein Schwanken im Accommodationszustande oder in der Einstellung der Sehaxen unterbrochen wird. Dieses Symptom findet nun seinen Grund in sehr verschiedenen Zuständen der Accommodation und der Augenmuskeln:

1) den häufigsten Grund in der Accommodation giebt Presbyopie geringen Grades.

2) An diese Fälle reihen sich diejenigen an, wo der Nahepunkt nur um weniges abgerückt ist, aber doch das Gebiet der ausdauernden Accommodation namhaft weiter vom Auge liegt, als in der Norm.

3) Bei einer dritten Klasse von Kranken erklärt sich das Symptom der hebetudo durch wirkliche Accommodationsparese, d. h. durch einen sehr beschränkten Spielraum der Accommodation.

4) Von allen diesen Ursachen der hebetudo, die sich mannigfach gruppiren, in einander übergehen, und denen sich,

wenn wir ins Bereich der eigentlichen hyperaesthesia retinae übergreifen wollen, noch mehrfache anderweitige Zustände hinzufügen liessen, unterscheiden sich wesentlich die, welche von mangelnder Energie der den bulbus bewegenden Muskeln (vor allen der m. m. recti interni) abhängig sind.“ —

Ferner heisst es:

„Analysiren wir die Thatsachen bei Accommodativ-Krankheiten genauer, so bleibt es auffallend, dass zwischen dem Wirkungsvermögen der Accommodationskräfte und zwisehen dem Phänomen der eintretenden Ermüdung kein constantes Verhältniss obwaltet; wir finden Individuen, deren Accommodation sehr beschränkt, mühsam und unsicher ist, so dass wir allen Grund haben, auf eine Schwäehe der hierbei wirkenden Kräfte zu schliessen, und doch können eben diese Individuen die ungenauen Bilder, welche ausserhalb der Accommodationsgrenzen entstehen, ziemlich ausdauernd für ihre Wahrnehmung benutzen, während andere Individuen, bei denen die Accommodationsverhältnisse weit günstiger erscheinen, die genannte Fähigkeit nicht besitzen, vielmehr durch geringe Zerstreuungskreise in ihrer Wahrnehmung so gestört werden, dass der Sehakt selbst (und die mit ihm verbundene Einleitung eines bestimmten, relativ zweckmässigsten Accommodations-Zustandes) erlischt. Zu der ersten Reihe gehören offenbar viele Presbyopen und Hyperpresbyopen, deren Accommodationsgebiet ausserordentlich beengt ist, und welche dennoch lange Zeit jenseits ihrer Accommodationsgrenzen Wahrnehmungen zu ermitteln im Stande sind; vor allen Uebrigen gewisse Staaroperirte, die mit sehr unpassenden Convexgläsern oder auch ganz ohne dieselben Druckschrift lesen, obwohl ihr Nahepunkt jenseits unendlich liegt, und das Accommodations-Gebiet ausserordentlich klein, beinahe = 0 ist. Zu der letzteren Reihe dagegen gehören jene zahlreichen Patienten, die bei unbedeutender Abrückung des Nahepunktes, oder fast ohne dieselbe lediglich bei Abrückung des mittleren Accommodations-Gebietes nach kurzen Zeiträumen jede Wahrnehmungsfähigkeit vollständig verlieren, weil der natürliche Refleximpuls des Sehaktes auf die Accommodation aufgehoben oder eliminirt wird. — Wir sind deshalb zu der Annahme gezwungen, dass zwar das Phänomen der eintretenden Verwirrung der Gesichtsobjekte (hebetudo) auf einem Nachlassen des Accommodations-Zustandes beruht, dass aber der Hergang für eine Reihe von Fällen in der engsten Abhängigkeit von einer pathologischen Unverträglichkeit der Netzhaut gegen kleine Zerstreuungskreise stehe; für solche Erklärung sprechen auch die gleichzeitig vorhandenen Blendungserscheinungen, der Nutzen blauen Lichtes und alle übrigen juvantia et nocentia." —

„Ich kann diesen Gegenstand nicht verlassen, ohne die Erscheinung zu erwähnen, dass vielen Individuen die Wahrnehmungsfähigkeit bei Zerstreuungskreisen in grösseren Abständen von den Accommodationsgrenzen bis auf einen gewissen Punkt erhalten ist, während sie in geringeren Abständen von denselben fehlt. Das deutlichste Beispiel hiervon geben uns die Hyperpresbyopischen, d. h. solche Individuen, deren Auge sich nur für convergirendes Licht adaptiren lässt, so dass es auch zum Sehen entfernter Objekte der Sammellinsen bedarf. Diese Individuen sind meist im Stande, bei grosser Annäherung, z. B. auf 4—6 Zoll, grössere Druckschrift zu lesen; entfernt man dieselbe aber mehr vom Auge, etwa über 8—10 Zoll, so sind sie nicht mehr im Stande zu erkennen, und doch nimmt für die letztgenannten Verhältnisse die Divergenz des Lichtes relativ ab, und werden somit die Verhältnisse der Brechung relativ günstiger. Solche Kranke halten sich, weil sie entfernte Objekte undeutlich erkennen, meist für kurzsichtig, obwohl sie sich von wahrhaft Myopischen schon dadurch unterscheiden, dass letztere die allerfeinsten Objekte, selbst feinere als Gesunde in gehöriger Nähe zu erkennen vermögen. Man könnte, ohne den Bau des Auges genau zu controliren, der sich durch flachere vordere Kammer und durch engere Pupille genügend von dem Bau der Myopischen abscheidet, und ohne Anwendung von Gläsern die Symptome auf eine Combination von Kurzsichtigkeit und Schwachsichtigkeit beziehen; überzeugt man sich aber von der Wirkung der Gläser, so findet man für die Entfernung mittelstarke (No. 10—20), für nahe Objekte starke (6—10) passend. — Wie erklärt es sich nun, dass diese Patienten gerade in der nächsten Nähe (4—8″) besser erkennen, als in einer etwas grösseren Distanz? Auf die absolute Grösse des Gesichtswinkels kann es hierbei nicht ankommen, da die Sehschärfe normal und die Druckschrift so gewählt ist, dass sie einem gesunden Auge auch noch in doppelter und dreifacher Entfernung vollkommen deutlich wahrnehmbar ist. Um dies zu entscheiden, ahme man die Verhältnisse am gesunden Auge nach, indem man dasselbe mit einem starken Concavglase (5—6) ausrüstet; nimmt man alsdann eine grössere Druckschrift recht nahe an das Auge, so kann man dieselbe entziffern, freilich der mangelnden Uebung wegen nicht so gut als der Hyperpresbyopische; entfernt man sie aber, je nach den Verhältnissen über 8, 12, 16 Zoll, so breiten sich die Zerstreuungskreise der einzelnen Buchstaben über die Intervalle aus, und die Schrift läuft unkenntlich durch einander. Wir überzeugen uns hierbei, dass die relative Grösse der Zerstreuungskreise zu dem Bilde wächst, wenn das Objekt über die genannte Grenze entfernt wird, ein Resultat, was auch a priori vorauszusehen war. Ein jeder Punkt der Aussenwelt giebt offenbar, je näher er bei einem Hyperpresbyopischen ans Auge gebracht wird, auch einen desto grösseren Zerstreuungskreis. Aber diese Vergrösserung der Kreise geschieht, wie es einfache dioptrische

Betrachtungen ergeben, nicht in dem umgekehrten Verhältnisse der Quadrate der Entfernungen, d. h. in **dem** Verhältnisse, in welchem die Flächenausdehnung der Bilder auf der Netzhaut steigt, sondern in einem langsameren Verhältnisse." —

(Hier folgt die mathematische Begründung vorstehender Sätze.)

„Man zeichne zwei parallele, ziemlich starke vertikale Linien mit Dinte in einem Abstande von 3''', rüste das normal brechende Auge mit Concav 4 aus, und betrachte nun zuerst die Linien in einer Entfernung von 4 Zoll, so erscheinen sie freilich nicht vollkommen scharf, sondern das Bild jeder Linie ist von jenen farbigen Nebenstreifen in bekannter Anordnung umgeben, deren Complex den Zerstreuungskreis bildet. Die Breite des Ganzen nimmt aber nur $\frac{1}{3}$—$\frac{1}{2}$ des Intervalles ein; vermehrt man nun die Entfernung von 4'' allmälig auf 12'', so werden die Zerstreuungskreise im Verhältnisse zum Intervalle immer breiter, dies letztere relativ immer enger; ist endlich die Entfernung auf 16'' gekommen, so berühren sich die beiderseitigen Zerstreuungskreise, so dass gar kein freies Intervall mehr übrig gelassen ist. Beim Erkennen der Druckschrift kommt nun alles darauf an, dass die Buchstaben durch die gehörigen Zwischenräume von einander getrennt erscheinen; so wie dies aufhört, ist auch die Distinction aufgehoben, während ohnedem die Zerstreuungskreise immer noch für die Wahrnehmung benutzt werden, weil ihre Ränder mit denen der Bilder nahezu parallel bleiben, also einen Schluss auf die Formen gestatten. Der Nachweis, dass das Erkennen der Schrift gerade da aufhört, wo die benachbarten Zerstreuungskreise sich schneiden, und deshalb ihre Formen vermischen, ist besonders bei grosser Druckschrift sehr schlagend, weil man beinahe so gut als bei den Streifen die Nebenbilder und ihren Complex, den Zerstreuungskreis, zu beurtheilen vermag." —

Donders in seinem berühmten Werke: „Die Anomalien der Refraction und Accommodation des Auges. Wien 1866" spricht sich, nach historischer Erwähnung von Hess, Listing, Ruete, Stellwag von Carion, über diese Graefe'sche Arbeit folgendermassen aus:

„Wenige Monate, nachdem Stellwag seine Untersuchungen über die Accommodationsfehler des Auges veröffentlicht hatte, erschien im Archiv für Ophth. (II. 1. p. 158) ein Aufsatz von v. Graefe „Ueber Myopia in distans nebst Betrachtungen über das Sehen jenseits der Grenzen unserer Accommodation", in welcher sich eine meisterhafte Beschreibung der höchsten Grade von hypermetropie findet. Stellwag hatte beobachtet, dass übersichtige Personen, um einen Gegenstand genauer zu sehen, denselben sehr nahe ans Auge bringen, und scheint, sonderbar genug, zu glauben (l. c. p. 85 (269)), dass er dann mehr beleuchtet sei. v. Graefe hatte dasselbe beobachtet, hat aber auch, zum Theil wenigstens, die Ursache angegeben, indem er mathematisch nachwies, dass beim Annähern eines Gegenstandes ans Auge der Winkel, unter welchem er erscheint, rascher zunimmt als der Zerstreuungskreis, andererseits aber lehrte, am eigenen Auge diese Wirkung zu studiren, wenn man es vorher durch Vorsetzen eines negativen Glases hypermetropisch gemacht hatte. Er fand ferner, dass sich das hypermetropische Auge schon äusserlich sowohl durch die geringere Tiefe der vorderen Kammer, als auch die Enge der Pupille vom myopischen Auge unterscheiden lasse. Doch hat er eben so wenig, wie Stellway, die leichteren und mittleren Grade von hypermetropie recht erkannt und gewürdigt.

Dies war der Stand unserer Kenntnisse von der hypermetropie, als ich meine Arbeiten über die Anomalien der Refraction und Accommodation des Auges begann." —

In Bazug auf die Myopia in distans sagt Donders (l. c. S. 294 ff.): — „Einige Jahre später schreibt Fronmüller über diesen Gegenstand, und giebt ihr den Namen „Myopia in distans.“ Indessen beschreibt er (Beobachtungen auf dem Gebiete der Augenheilkunde, Fürth 1850 p. 54) als Beispiel für seine Myopia in distans einen Fall von Hypermetropie, — wie daraus hervorgeht, dass mit einem Convexglase deutlich und ohne Anstrengung in die Ferne gesehen wurde, während das Sehen mit einem Concavglase in jeder Entfernung undeutlich blieb. Fronmüller hat daher einen mässigen Grad von Hypermetropie, bei welchem (wie dies nicht ungewöhnlich ist) gewöhnlicher Druck in einer Entfernung von 10″ noch gelesen werden konnte, mit Fällen von leichter Myopie, auf welche Kerst die Aufmerksamkeit lenkte, verwechselt und ihr den Namen Myopia in distans gegeben. Trotzdem wandte selbst Kerst später den Namen „myopia in distans“ auf leichte Fälle von myopie an.

Endlich machte v. Graefe (A. f. O. II. 1., p. 158), welcher, wie er gesteht, damals nicht wusste, wo und von wem die Benennung Myopia in distans in die Wissenschaft eingeführt worden war, von diesem Namen einen rationellen Gebrauch, um diejenigen Fälle zu charakterisiren, in welchen die Unterscheidung fern gelegener Gegenstände im Verhältniss zum Grade der myopie sehr fehlerhaft ist.' Er untersuchte und analysirte einen Fall dieser Art mit grosser Genauigkeit. Daraus geht hervor, dass dieser Zustand von einer unwillkürlichen Aktion der Accommodationsmuskeln, welche auf krampfhafte Art bei jedem Versuche über den natürlichen Fernpunkt hinauszusehen eintrat, abhängen kann.

Solche Fälle kommen jedoch wohl nur höchst selten vor; ich habe unter mehr als 2000 Myopen nicht einen derartigen Fall gefunden. Es konnte jedesmal die im Verhältnisse zum Grade der myopie zu grosse Undeutlichkeit ferner Objekte durch eine ungewöhnlich weite Pupille erklärt werden. Diese verhindert nicht, dass in jener Distanz, für welche das Auge eingestellt ist, das Sehen vollkommen scharf ist, macht aber wegen der mit dem Durchmesser der Pupille zunehmenden

Grösse der Zerstreuungskreise die Wahrnehmung jenseits der Grenze der Accommodation sehr unvollkommen. Darin liegt auch, wie wir gesehen haben, eine der Ursachen, warum Manche glauben, ihre myopie habe mit der Zunahme der Jahre abgenommen, auch wenn es nicht der Fall ist; ihre Pupille ist enger geworden, und darum sehen sie besser in die Ferne. Wenn man die sogenannten Myopen in distans durch eine 5^{mm} grosse Oeffnung sehen lässt, so ist das Missverhältniss aufgehoben. Man muss sich daher hüten, jedes Missverhältniss zwischen dem Grade der myopie und der Wahrnehmung in der Ferne durch einen Krampf des Accommodationsmuskels zu erklären. Fast jedesmal lässt sich die Grösse der Pupille dafür verantwortlich machen. Meiner Ansicht nach sollte man daher den Ausdruck Myopia in distans, welcher schon so viel Confusion angerichtet hat, füglich ganz aus der Wissenschaft verbannen. Weder die leichten Grade von myopie, welche eben so gut wie die hohen durch die Formel $\frac{1}{R}$ ausgedrückt werden können, noch die hypermetropie, welche geradezu ein Gegenfüssler der myopie ist, verdienen so benannt zu werden, und die seltsame von von Graefe beschriebene Krankheitsform mag als Krampf des Accommodationsmuskels beim Entspannungsversuche bezeichnet werden.“

Zwei Jahre vor seinem Tode äusserte Graefe bei Gelegenheit eines in seiner Privatpraxis sich darbietenden Falles: „er glaube wohl, dass die Donders'sche Erklärung der sogenannten Myopia in distans durch die Weite der Pupille und durch Accommodationskrampf für die Mehrzahl dergleichen Fälle anwendbar sei, keineswegs aber für alle. Auch dass Donders unter mehr als 2000 Myopen keinen einzigen Fall, der den von ihm beschriebenen gleich zu setzen sei, gefunden habe, beweise nichts, denn die Berliner Augenklinik habe der Wissenschaft im Laufe der Jahre so manche unica geliefert, welche sich eben an anderen Orten und unter anderen Verhältnissen nicht wieder gefunden hätten. Allerdings aber sei er (Graefe) auch jetzt nicht im Stande, eine andere und bessere Erklärung jener seltsamen Erscheinungen als die im zweiten Bande des Archivs niedergelegte zu geben." —

Gleich der iridectomie bei glaucom ist auch die Verrichtung der tenotomie des externus bei progressiven myopieen, bei denen Insufficienz der interni vorhanden, Graefe's hohes, unbestrittenes, aber auch heut noch nicht allgemein gewürdigtes Verdienst. Schon im Jahre 1862 hatte er in einer grösseren Arbeit (Archiv Bd. VIII. Th. 2 S. 362) die Aufmerksamkeit der Fachgenossen auf diesen Punkt gelenkt, aber erst ein halbes Jahr vor seinem Tode, im Septbr. 1869, veröffentlichte er die Resultate seiner diesbezüglichen reichen Erfahrungen in den „Klinischen Monatsblättern." „Es giebt gewisse Gegenstände — sagt Graefe am Eingange der letzterwähnten Schrift, — welche uns insofern nicht zu Veröffentlichungen auffordern, als die wesentlichen Gesichtspunkte, die sie betreffen, entweder bereits entwickelt oder wenigstens angedeutet vorliegen, welche aber dennoch einer erneuten Erörterung bedürfen, weil über dieselben noch keineswegs eine übereinstimmende Verständigung durchgedrungen ist. — Zu diesen Gegenständen gehört meines Erachtens die operative Beseitigung der Insufficienz der inneren Augenmuskeln oder des dynamischen Auswärtsschielens. Während ich selbst diese Operation jährlich 120—150 Mal ausführe und in derselben eins der wirksamsten Heilmittel, nicht blos gegen eine häufig vorkommende Asthenopieform, sondern den Schutz gegen eine der allerverbreitetsten Gefahren, welche die Erhaltung der Augen bedrohen, nämlich gegen die fortschreitende Kurzsichtigkeit erblicke, finde ich dieselbe noch immer von einigen, sehr schätzenswerthen Fachgenossen auf seltene, fast exceptionelle Indikationen eingeschränkt und da vernachlässigt, wo gerade die glänzendsten Bedingungen für deren Gelingen vorliegen.“ —

Dann heisst es weiter: „Was zunächst die Einwirkung der Operation auf vorhandene asthenopische Beschwerden anbetrifft, wenn diese von der Störung des lateralen Muskelgleichgewichts abhängen, so ist diese ziemlich allgemein anerkannt worden. — Nicht so rasch und allgemein ward die Einwirkung der Operation auf die Fortschritte der Myopie anerkannt. Schon in meiner ersten Arbeit (siehe Archiv für Ophth. VIII. 2 S. 362) theilte ich mit, dass ich bei progressiven Myopieen, bei welchen Insufficienz der interni vorhanden, einen entschieden günstigen Einfluss der Tenotomie des externus auf die Fortschritte der myopie mehrfach constatirt. Da es ausserdem a priori annehmbar war, dass gerade die gegen das muskuläre Gleichgewicht erzwungenen Convergenzstellungen weit mehr als hohe Convergenzzustände an sich die Fortschritte der myopie fördern (l. c.); so glaubte ich schon damals zureichenden Grund zu haben, die Operation, auch unabhängig von Asthenopie, gegen progressive Myopie zu empfehlen.“

„In den letzten 7 Jahren ist nun meine Aufmerksamkeit ganz besonders auf diesen Punkt gerichtet gewesen. Wenn man sich die Folgenreihe von Gefahren vergegenwärtigt, mit welchen die an progressiver Myopie Leidenden bedroht sind*), so musste gewiss ein Verfahren der Beachtung werth erscheinen, welches hiergegen Schutz zu bieten verheisst, ohne den Patienten die für die meisten undurchführbare, für alle überaus grausame Abstinenz von jeder Arbeit aufzuerlegen. Ich habe mich deshalb die Mühe nicht verdriessen lassen, über sämmtliche Fälle exquisit progressiver Myopie, welche zu einem mehrjährigen Verfolg vor der Operation und nach der Operation Gelegenheit boten, ein genaues Journal zu führen, und

*) Glaskörperleiden jeder Art, Netzhautablösung u. s. w.

ich kann als Gesammtresultat dieser Aufzeichnungen hervorheben, dass sich der günstige Einfluss der Operation gegen myopia progrediens auf das glänzendste bewährt hat.“

„Ich begnüge mich hier anzuführen, dass von jenen (genau beobachteten) achtzig Fällen progressiver Myopie nur sechs in stärkerem Grade progressiv geblieben sind, während in allen übrigen der stationäre Charakter der Myopie sich herausstellte. — Ich betone, dass alle Fälle in den letzten 2 Jahren vor der Operation sich auffällig verschlechtert hatten, z. B. von M. $^1/_7$ auf M. $^1/_{4,5}$; von M. $^1/_{24}$ auf $^1/_{10}$; von M. $^1/_{12}$ auf M. $^1/_5$, während überhaupt Fälle geringerer Zunahme nicht registrirt wurden; ferner, dass in fast allen Fällen prismatische, resp. concav-prismatische Gläser vor der Operation mit unzureichendem Erfolge gebraucht waren, endlich, dass die Arbeit, allerdings meist mit Unterstützung prismatischer Gläser, nach der Operation mindestens in demselben Umfange und derselben Dauer gestattet wurde, als es vor der Operation geschehen war.“ — „Wie diese Zahlen lauten, ergiebt sich der für die Lehre höchst wichtige Schluss, dass die Störung des lateralen Gleichgewichts ein überaus wichtiges Moment für die Fortschritte der Myopie abgiebt.“

Die Erklärung für das Zustandekommen dieser „Störung des lateralen Gleichgewichts“ findet Graefe in der bei solchen Myopen stets vorhandenen „forcirten Convergenzarbeit“, und kommt in Bezug auf die Heilwirkung der tenotomie zu folgenden Schlüssen: „Halten wir in der Hauptsache fest: a) dass die Abhängigkeit des dynamischen Auswärtsschielens von progressiver Myopie nur eine bedingte ist, b) dass die Bedingungen der Abhängigkeit durch Eingriffe in die Muskulatur zu modificiren sind, c) dass die Beseitigung deshalb eine wesentlich zweckmässige ist, weil die Gleichgewichtsstörung, sei sie inducirt oder für sich bestehend, jedenfalls wieder eine schädliche Rückwirkung auf die Myopie ausübt." —

Donders sagt in seinem Werke „Die Anomalien der Refraktion und Accommodation des Auges" S. 333: „Es scheint mir angemessen, an dieser Stelle auf einige Thatsachen, welche im Allgemeinen auf Einschränkung des Gesichtsfeldes Bezug haben, hinzuweisen. Einige Kenntnisse über diesen Gegenstand besitzen wir schon seit langer Zeit. Mariotte entdeckte den nach ihm benannten blinden Fleck, und diese Entdeckung hat seiner Zeit grosses Aufsehen erregt und zu verschiedenen Theorieen Veranlassung gegeben. Auch in der letzten Zeit wurde viel darüber verhandelt. Bestimmungen seiner Grösse und Lage hatten schon zu der Annahme geführt, dass er der Nervenpapille entspreche, bevor ich noch zeigte, dass das kleine Bild einer Flamme, welches durch den Augenspiegel auf die genannte Stelle geworfen wird, wirklich so lange dem untersuchten Auge unsichtbar bleibt, als es nicht die Grenzen der Papille überschreitet. Ferner war bekannt, dass das Gesichtsfeld mitunter stellenweise fehle: man sprach von Hemiopie und von Visus dimidiatus. Ich glaube jedoch im Rechte zu sein, wenn ich ausspreche, dass eine systematische Untersuchung der Beschränkung des Sehfeldes bei amblyopie zuerst von v. Graefe in die Praxis eingeführt wurde." Diese Worte sind ein vollgültiges Zeugniss für die bahnbrechende Thätigkeit Graefe's auch auf diesem Gebiete. Den ersten Anstoss zu den diesbezüglichen Untersuchungen hatte im Jahre 1854 ein Krankheitsfall bei einem jungen Mädchen in den Entwickelungsjahren gegeben, welche über Abnahme der Sehkraft und darüber klagte, dass „sie — zumal in der Dämmerung — überall anstosse." Eine genaue Prüfung ergab concentrische Gesichtsfeld-Beschränkung ohne ophthalmoskopischen Befund. Von nun an ward bei jeder Klage über amblyopische Beschwerden das Gesichtsfeld methodisch untersucht, und jede Abweichung von der Norm graphisch dargestellt.

Eine grössere Arbeit Graefe's über diese Verhältnisse erschien bereits im Jahre 1856 im Archiv (Bd. II. Th. 2 S. 258 ff.) unter dem Titel: „Ueber die Untersuchung des Gesichtsfeldes bei amblyopischen Affektionen."

„Ich hege die Absicht — heisst es in derselben — auf einen Punkt aufmerksam zu machen, welcher, wie ich glaube, bisher nicht mit dem Eifer und der Strenge für die Diagnostik benutzt worden ist, wie er es verdient: ich meine die Prüfung des Gesichtsfeldes. — Klagt ein Patient über Abnahme der Sehkraft, so wendet man sich gewöhnlich zunächst an die Feststellung der Sehschärfe. — Mit der Bestimmung der centralen Sehschärfe sind wir aber noch keineswegs über das Sehvermögen des Patienten im Reinen. Es beruht der zweite durchaus ebenso wichtige Theil der Untersuchung in der Prüfung des Gesichtsfeldes, oder, wenn man will, in der Bestimmung des Umfanges und der Modalität des excentrischen Sehens. — Es giebt eine Reihe von Krankheiten, die sich lange Zeit hindurch nur durch Veränderungen des excentrischen Sehens bekunden, und erst in ihren letzten Stadien zu wachsender Undeutlichkeit des centralen Sehens führen. Ja die Beschwerden der Kranken selbst würden uns oft unverständlich sein. Man findet Kranke, welche die grösste Mühe haben, sich auf der Strasse zu führen, aber die feinste Schrift lesen können. Bei der Untersuchung erklärt sich dies so, dass sie eben das centrale Sehen beinahe in vollkommener Integrität besitzen, während ihnen das excentrische Sehen in hohem Masse beengt ist. Beispielsweise führe ich einen Menschen an, der als blinder Musikant auf den Strassen Berlin's umhergeht, auch wirklich ohne Führer nicht fortzukommen im Stande ist, und dennoch die Schrift No. 4 der Jäger'schen Schriftproben entziffert. Die Oeffnung des Sehraumes beträgt bei ihm statt $\frac{174^\circ \text{ (horizontal)}}{160^\circ \text{ (vertical)}}$ wie beim Gesunden, ungefähr $\frac{10^\circ \text{ (horizontal)}}{10^\circ \text{ (vertikal)}}$, oder, um es anschaulicher zu sagen, sein Gesichtsfeld, in $1\frac{1}{2}'$ Abstand gemessen, hat ungefähr die doppelte Grösse eines Handtellers. Ist das excentrische Sehen aufgehoben, so entgehen alle Eindrücke, die nicht genau in der Sehaxenrichtung liegen, es ist unmöglich, Hindernisse beim Gehen genügend zu vermeiden u. s. w. —

„Gehen wir im Normalzustande von einer senkrechten Stellung der Sehaxe auf die Angesichtsfläche aus, so können wir die Grenzen des Gesichtsfeldes nicht nach allen Seiten hin bestimmen, weil nach innen und nach oben der Nasenrücken und der Orbitalrand das Gesichtsfeld beengen. Die äussere (Schläfen-) Grenze wird ungefähr durch eine die Hornhautmitte tangirende Linie bestimmt; allenfalls dürfte die Grenze um einiges mehr nach vorn liegen, sich aber jedenfalls von einem senkrechten Verhalten zur Sehaxe nicht mehr als $\angle 3^\circ - \angle 5^\circ$ entfernen. Nach unten ist das Gesichtsfeld nicht ganz so ausgedehnt. Wir müssen unsern Fuss schon ziemlich weit vorstrecken, damit er für die genannte Stellung der Sehaxe und aufrechte Haltung des Körpers sichtbar wird. Es macht hier die Grenzlinie des excentrischen Sehens mit der Sehaxe nur ungefähr einen $\angle 78^\circ - 82^\circ$. Um die obere Grenze zu bestimmen, müssen wir die Sehaxe so weit nach unten richten, dass das excentrische Bild des Orbitalrandes verschwindet, wobei es sich erweiset, dass die Verhältnisse ganz symmetrisch mit denen nach unten sind. Die innere Grenze ist am schwierigsten zu bestimmen, weil wir die Sehaxe sehr stark nach aussen wenden müssen, damit der Nasenrücken verschwindet. Eine solche forcirte Wendung hat für den Sehakt etwas peinliches, und verringert die Deutlichkeit der excentrischen Wahrnehmung, weshalb es wohl scheint, als wenn die Tragweite des Gesichtsfeldes nach innen etwas geringer wäre als nach aussen. Abstrahiren wir von diesem unerheblichen Unterschiede, so ist der senkrechte Durchschnitt des normalen Sehraumes etwas kleiner als der horizontale. Ersterer giebt eine Oeffnung im Mittel von 160°, der letztere dagegen von 174°. Als Ausgangspunkt für die Bestimmung der Oeffnung wurde der vordere Pol des bulbus gewählt, welchem man jedoch ohne Schaden den Kreuzungspunkt der Richtungsstrahlen substituiren kann, da die Entfernungen stets ziemlich gross waren." —

„Eine eigentliche Methode, die Grenzen des Gesichtsfeldes zu bestimmen, ist kaum erforderlich, es handelt sich lediglich um controlirende Versuche, aus denen man das Mittel zieht. Man lässt z. B. ein beliebiges auf die Tafel gezeichnetes Gesichtsobjekt markiren, und sorgt vor Allem dafür, dass die Sehaxe unverrückt auf dasselbe gerichtet bleibt. Alsdann entferne man ein anderes Gesichtsobjekt allmälig aus der Sehaxenrichtung gegen die Grenzen des Gesichtsfeldes hin, macht dabei stets kleine seitliche Bewegungen, weil sich hierbei die Eindrücke mehr einprägen, und lässt die Stellung markiren, in welcher dasselbe unsichtbar wird. Um sich gegen Nachbilder, unverlässliche Angaben u. s. w. zu schützen, lässt man es in dieser Stellung wiederholentlich auftauchen und verschwinden, und die äusserste Stellung, in welcher hierüber eine sichere Rechenschaft gegeben wird, wird definitiv als die Grenzstellung verzeichnet. Das excentrische Gesichtsobjekt muss gross, gut beleuchtet aber wo möglich nicht glänzend und stark reflectirend sein." — „Ist die Beschränkung hochgradig, so halte man im Abstande einiger Fuss von dem Kranken eine Tafel, in deren Mitte ein Gesichtsobjekt fixirt ist. Die Fläche der Tafel sei durch zwei Systeme von senkrecht sich kreuzenden Linien in viele kleine Quadrate abgetheilt, welche numerirt sind. Während nun der Patient das centrale Gesichtsobjekt fixirt, bringt man ein Kreidestückchen successive durch die verschiedenen Quadrate hindurch gegen die Peripherie der Tafel hin, und notirt die Zahl des Quadrats, in welchem das Kreidestück verschwindet. In je mehr Richtungen hin dieser Versuch wiederholt wird, desto genauer ergiebt sich die Form des Gesichtsfeldes, und man kann dieses entweder gleich oder später verzeichnen. Um hieraus einen Schluss auf die Oeffnung des Gesichtsfeldes zu machen, ist es nur nothwendig, die Entfernung des Auges von der Tafel zu notiren, und möchte es am gerathensten sein, für praktische Zwecke hierbei eine Constante zu nehmen. Die meisten Gesichtsfelder, welche wir bei Amblyopieen verzeichnen, wurden bei einer Tafeldistanz von $1\frac{1}{2}'$ gemessen.“ —

„Nächst der Ausdehnung des Gesichtsfeldes beschäftigt uns die Deutlichkeit des excentrischen Sehens.“ —

„Drittens haben wir die Unterbrechungen des Gesichtsfeldes zu berücksichtigen.“ —

„Wir wenden uns nun zu den Ursachen der verschiedenen erörterten Anomalieen des Gesichtsfeldes. Was zunächst die Beschränkungen des Gesichtsfeldes anbetrifft, so kommen dieselben vor bei Netzhautkrankheiten, bei Chorioidalkrankheiten und bei Paralyse des Opticus aus extraokularen Ursachen.“ — „Besonders lehrreich für die Sehnervenphysiologie sind die hemiopischen Beschränkungen bei Cerebralleiden. Nicht selten ereignet es sich, dass auf den beiden Augen die eine Hälfte des Gesichtsfeldes fehlt, und zwar kommen zahlreiche Fälle vor, wo auf dem rechten Auge die rechte, auf dem linken auch die rechte, oder umgekehrt auf beiden Augen die linke fehlt, während es nicht gar häufig vorkommt, dass auf dem rechten Auge die rechte Hälfte, auf dem linken Auge die linke Hälfte fehlt.“ — „Wenn wir die betreffenden Fälle genauer studiren, insonderheit die übrigen Krankheitssymptome recht sorgfältig aufnehmen, so finden wir in denselben allerdings einen sprechenden Beleg für die durch die neuere Anatomie gut begründete Lehre von der Semidecussation der Sehnerven.“ —

„Undeutlichkeit des excentrischen Sehens nach bestimmten Richtungen hin — kann hervorgebracht werden: 1) durch Trübungen der brechenden Medien; 2) durch Krankheiten der Netzhaut, retinitis apoplectica, Bright'sche Entartung, verschiedenartige Exsudativprocesse; 3) Eine sehr wichtige Rolle spielen hierbei Veränderungen in der Chorioidea. — Die allergrösste diagnostische Dignität erreicht die Anomalie des Gesichtsfeldes offenbar beim chronischen Glaucom und bei jenen demselben sehr nahe stehenden Formen von Amaurosen, die wir bei alten Leuten mit sehr rigiden Arterien finden.“ —

„Unterbrechungen des Gesichtsfeldes zeigen sich bei Glaskörperopacitäten, bei Krankheiten der Netzhaut, bei Chorioidalveränderungen, bei centralen Leiden. Doch giebt es noch manche Unterbrechungen, für welche zur Zeit jede Erklärung fehlt.“ —

Wie überall, hat Graefe mit gewohnter Genialität auch für diese Lehre die Grundzüge angegeben; es blieb aber immerhin noch ein weites Feld übrig für die Bearbeitung der Details.

Er selbst kommt auf dieses Thema zurück im 4. Jahrgange des Archivs (Bd. IV. Abth. 2 S. 250) in einer kurzen Abhandlung, welche den Titel führt: „Exceptionelles Verhalten des Gesichtsfeldes bei Pigmententartung der Netzhaut.“

„Die functionellen Störungen, heisst es dort, bei Pigmententartung der Netzhaut sind so characteristisch, dass wir in der Regel den ophthalmoskopischen Befund mit Sicherheit voraussehen können. Es ist besonders die, schon in den ersten Perioden des Uebels hervortretende Nachtblindheit in Gemeinschaft mit der concentrischen Verengung des Gesichtsfeldes, welche das charakteristische Symptomgepräge constituirt. In Betreff des letzteren ist noch hervorzuheben, dass, verhältnissmässig zu den geringen Dimensionen des Gesichtsfeldes, das centrale Sehen lange Zeit gut erhalten bleibt, so dass Individuen, deren Gesichtsfeld bis auf eine Oeffnung von 15°, 10° und darunter reducirt ist, noch häufig feine Schrift lesen. Es ist dies von differentiell-diagnostischer Wichtigkeit im Vergleich mit Cerebral-Amaurosen, bei welchen in der Regel bedeutende Verengungen des Gesichtsfeldes bereits von einer namhaften Herabsetzung der centralen Sehschärfe begleitet werden. Amaurosen mit Sehnervenexcavation zeigen allerdings zuweilen auch bei sehr vorgerückter Verengung des Gesichtsfeldes noch eine gute centrale Sehschärfe. Allein ich habe dann nur höchst ausnahmsweise (2 oder 3 mal) beobachtet, dass das Gesichtsfeld concentrisch verengt war; in allen übrigen Fällen hatte es eine schlitzförmige Form, und zwar so, dass der Fixirpunkt in der Nähe der inneren Grenze des Schlitzes lag." —

„Neuerdings sind mir zwei Fälle von Pigmententartung der Netzhaut vorgekommen, in welchen das Gesichtsfeld eine höchst eigenthümliche Form darbot, wie ich sie bisher nur bei Amblyopieen aus extraokularer Ursache gesehen habe. Das centrale Sehen war gut erhalten, nächst dem Fixirpunkte ein kreisförmiger Bereich von 6° resp. 20° Oeffnung, innerhalb dessen die Sehschärfe sich relativ gut erwies. Um diesen Bereich herum befand sich eine ringförmige Zone, innerhalb der jede Wahrnehmung fehlte, und jenseits der das excentrische Sehen in dem einen Falle wieder vollkommen gut, in dem anderen mässig herabgesetzt war." — „Sehr schwer zu deuten ist eine solche ringförmige Functionsaufhebung, wenn wirklich dem Uebel eine vom Gefässapparate ausgehende Atrophie zu Grunde liegt. Man begreift es in der That nicht, wie hier die peripherischen Theile wieder zur Leitung kommen sollen, wenn die gefässtragenden, als leitend angenommenen, inneren Netzhautlagen durch die Pigmentablagerung zerstört sind. Wir hoffen hier auf weitere Aufschlüsse seitens der pathologischen Anatomie, nachdem die neulich von Donders*) gegebenen überall dankbar begrüsst worden sind.“ —

Diese „Hoffnung“ wurde erfüllt; eine reiche Literatur entfaltete sich in den nächsten Jahren, deren Objekt die pathologisch-anatomischen Veränderungen der Aderhaut und Netzhaut und deren Verwerthung für die Erklärung der oft dunklen klinischen Krankheits-Symptome bildete.

Fünf Jahre vor seinem Tode stellte auch Graefe wiederum seine diesbezüglichen Erfahrungen in einer Reihe von Vorträgen über Amblyopie und Amaurose zusammen, welche er durch seinen damaligen Famulus Dr. Engelhardt veröffentlichen liess (Monatsblätter f. Augenheilkunde 1865).

„Unser Urtheil — heisst es daselbst — über die Bedeutung amblyopischer Affektionen wird im allgemeinen durch drei Dinge geleitet, 1) durch genaue Würdigung des functionellen Bestandes, 2) durch das Aussehen der Papille, 3) durch die Entwickelungsweise des Uebels. Was zunächst die Functionsstörungen betrifft, so lässt sich nicht leugnen, dass der Grad, in welchem die centrale Sehschärfe gelitten, von hohem Belange ist; allein für die Prognose quoad caecitatem steht oben an eine genaue Prüfung der Gesichtsfeldgrenzen und des excentrischen Sehens. Es hat nämlich die Erfahrung zur Genüge herausgestellt, dass die zu progressiver Erblindung tendirenden Formen sich frühzeitig durch Einengung des Gesichtsfeldes, resp. durch prädominirende Undeutlichkeit des peripheren Sehens kennzeichnen. Es ist auch bei einer zu-

*) A. f. A. Bd. III. Abth. 1 S. 139 ff. „Beiträge zur pathologischen Anatomie des Auges“ von F. C. Donders (Fortsetzung):
2) Pigmentbildung in der Netzhaut.

nehmenden Atrophie der nervösen Elemente a priori begreiflich, dass die von dem nutritiven und functionellen Centrum abgelegensten Regionen zuerst unterliegen, und dass dann gewissermaassen ein successives Absterben auf centripetalem Wege erfolgt."

„Wenn hiernach der Nachweis von Defecten oder Herabsetzungen im peripherischen Sehen für die Deutung von eminenter Wichtigkeit ist, so müssen wir die diagnostischen Mittel dieselben aufzufinden, möglichst verfeinern. Die Durchmusterung der Gesichtsfeldperipherie bei gewöhnlicher Tagesbeleuchtung ist unzureichend, um kleinere Mängel aufzudecken. Dieselbe muss im dunkelen Zimmer bei einer einheitlichen Beleuchtung vor sich gehen. Wo es sich um volle Genauigkeit handelt, bediene man sich z. B. der graduirten Leuchtscheibe, mit welcher auf 100 eingestellt (und natürlich in bestimmtem Abstande von dem Papier) ein vor dem Patienteu gehaltenes mattschwarzes Papier beleuchtet wird. Die Grenzen des Gesichtsfeldes werden durch weisse Kugeln eruirt, welche an schwarzen Stäben befindlich, vom Fixirpunkte allmälig abgerückt werden. Handelt es sich um die Distinctionswinkel im excentrischen Sehen, so befinden sich die Kugeln an zwei Spitzen eines geschwärzten Cirkels."

„Der Befund bei dieser oder einer äquivalenten Untersuchung der Gesichtsfeldperipherie spaltet sich in 3 Hauptkategorien:

1) Die Verhältnisse des peripheren Sehens sind vollkommen identisch mit denen eines gesunden Auges.

2) Es findet eine Herabsetzung des peripheren Sehens statt, jedoch in einer nach allen Richtungen hin gleichmässigen und verhältnissmässig zur centralen Sehstörung sehr untergeordneten Weise.

3) Die Störung des excentrischen Sehens ist ungleichmässig, z. B. nur nach einer Richtung, resp. vorwaltend in

gewissen Richtungen vorhanden, dehnt sich über den Gesichtsfeldrahmen bereits in die Continuität des Gesichtsfeldes aus und tritt auch in gradueller Beziehung aus ihrem zur Störung der Sehschärfe untergeordneten Verhältnisse heraus."

„In dem ersteren Falle bezeichnen wir die Gesichtsfeldperipherie als absolut normal, im zweiten als relativ normal, im dritten als anomal."

„Bei einer absolut normalen Gesichtsfeldperipherie (1) handelt es sich niemals um progressive Atrophie, d. h. um eigentliche Amaurose, sofern anders das Uebel bereits irgend eine typische Höhe erreicht hat."

„Ist das Gesichtsfeld relativ normal (2), d. h. findet eine gleichmässige (allseitige) Abschwächung in der peripheren Zone statt, welche verhältnissmässig zur Störung von S. irrelevant erscheint, so ist die Bedeutung noch eine zweifelhafte."

„Ist endlich die Gesichtsfeldperipherie anomal (3), so drängt sich der Verdacht einer deletären Form näher auf; allein es würde unendlich zu weit gegangen sein, wenn man über alle hierher gehörigen Zustände sofort den Stab brechen wollte. Es kommt zunächst noch wieder auf die Modalität der Gesichtsfeldbeschränkung, sodann auf die Verhältnisse derselben zur centralen Sehschärfe, drittens auf das Aussehen der Papille, viertens auf die Entwickelungsweise des Uebels an." —

Eine logische und mit den Thatsachen im Einklange stehende Definition der althergebrachten Ausdrücke hebetudo visus, amblyopia und amaurosis wurde ebenfalls erst durch die Erfindung des Augenspiegels möglich. Von Graefe's präciser Beschreibung eines Theiles der unter der Collectiv-Bezeichnung hebetudo visus zusammengeworfenen pathologischen Zustände des Auges ist bereits die Rede gewesen. Eben so präcis geschieht in der oben angezogenen Arbeit über Amblyopie und Amaurose die Umschränkung des Begriffs

„amblyopische Affectionen" durch den in einer Anmerkung gebrachten Zusatz: „Wir schliessen bei dieser Bezeichnung selbstverständlich alle Sehstörungen aus, welche durch materiell wahrnehmbare Veränderungen der brechenden Medien, der inneren Augenhäute sowie durch neuroretinitis und embolie erzeugt werden."

Weiter heisst es dort: „Ausser den Beschränkungen der centralen und excentrischen Sehschärfe hat man noch mancherlei Dingen in den Functionen amblyopischer Augen einen Werth für die prognostische Deutung beigelegt. Besonders geschah dies in der vorophthalmoskopischen Zeit, wo man die amblyopie in dem jetzigen Sinne des Wortes von den Leiden der inneren Membranen, den Sehnerventzündungen und selbst theilweise von den Trübungen der brechenden Medien nicht mit Sicherheit zu unterscheiden wusste." — „Es ist eine Errungenschaft der Ophthalmoskopie, nicht allein durch Ausschluss anderweitiger intraokularer Erkrankungen der amblyopischen Krankheitsgruppe bestimmte Grenzen gesteckt, sondern auch in der Papille des Sehnerven Kriterien von hoher Bedeutsamkeit für die einzelnen Fälle gefunden zu haben. Vier eng mit einander zusammenhängende und zum Theil sich gegenseitig bedingende Charaktere sind es, welche unsere Aufmerksamkeit in Anspruch nehmen: a) die Farbenveränderung, b) die Opacität, c) die Aushöhlung, und d) die Gefässverschmälerung." —

„Wie es den ophthalmoskopischen Befunden vielfach ergangen ist, dass man nämlich an deren Auftreten maasslose, unter der klinischen Erfahrung bald wieder zerrinnende Consequenzen geknüpft, so ist es auch der atrophischen Entartung der Papille ergangen. Man hat aus deren Existenz geradezu auf die Gegenwart eines zur Erblindung mit Nothwendigkeit führenden Processes geschlossen, und insofern dieselbe gewissermaassen als materielles Substrat der Amaurose beschrieben. Gegen diese Identificirung müssen wir auf das entschiedenste protestiren. Man hat dabei vergessen, dass es absolut unmöglich ist, einem Sehnerven anzusehen, ob die atrophische Entartung progressiv oder stationär ist, während doch eben hierin der Kernpunkt der Sache liegt. Nur gemeinschaftlich mit dem functionellen Befunde und mit der Entwickelungsweise des Uebels sind derartige Schlussfolgerungen erlaubt." —

„Der dritte Hauptpunkt, auf welchen unser Urtheil über amblyopische Affectionen zu begründen ist, liegt in dem Entwickelungsmodus und den begleitenden Symptomen. — Zunächst kommen plötzliche oder rasch (d. h. in Augenblicken, Stunden oder wenigen Tagen) sich entwickelnde Störungen in Form von scharf abschneidenden Gesichtsfeldbeschränkungen hemiopischer oder concentrischer Form, ferner von centralen Scotomen, und auch von totalen Erblindungen vor. Es war früher eine Gewohnheit in der Pathologie alles, was plötzlich auftrat, mit hämorrhagischen Ergüssen in Verbindung zu bringen, und so ist es auch diesen Zuständen ergangen. Allein nur für die gleichseitigen Hemiopieen dürfte Apoplexie im anatomischen Sinne des Wortes als Ursache anzurufen sein, und auch diese Herleitung hat ihre Ausnahmen. Wo es sich um doppelseitige centrale Scotome, um plötzliches Erblinden eines oder beider Augen handelt, ist eine hämorrhagische Ursache selten annehmbar. Wir wüssten auch deren Sitz schwer zu lokalisiren, ohne über die bisherigen Ergebnisse der pathologischen Anatomie in verwegener Weise hinwegzugehen. — Wenn solche Zustände nach Blutbrechen, nach gastrischen Zuständen, nach akuten Exanthemen beobachtet werden, so bleibt der Zusammenhang — für jetzt — unerklärt. — Diese plötzlichen oder raschen Entstehungsweisen bilden der gewöhnlichen allmäligen Entwickelung gegenüber nur die Ausnahme." —

„Von besonderer Wichtigkeit ist der Entwickelungsmodus

bei den Einengungen des Gesichtsfeldes. Es sei zunächst hinsichtlich der hemiopischen Beschränkungen erwähnt, dass, abgesehen von apoplektischen und encephalitischen Zuständen, dieselben zuweilen durch idiopathische und zwar transitorische Leiden eines Sehnerventraktus herbeigeführt werden. Gewöhnlich beruhen diese auf syphilis; in einzelnen Fällen aber wirken räthselhafte Ursachen im Nervensystem, die auch der weitere Verlauf und die Genesung nicht enthüllt." —

„Fügen wir noch einige Bemerkungen über die Wesenheit der Amaurosen hinzu. Wo man intraokulare Ursachen bei Sehstörungen nicht erkennt, wird in der Regel von cerebraler Amaurose oder spinaler Amaurose gesprochen. Bei den gutartigen, der Rückbildung fähigen Amblyopieen handelt es sich um Abweichungen der Circulation und Innervation, für welche die pathologische Anatomie durchschnittlich keine nennenswerthen Aufschlüsse ergiebt. Aber auch für die zur progressiven Erblindung mit Desorganisation der Papille führenden Formen gelingt es keineswegs immer palpable Processe in den Centralorganen vorzufinden. Der gewöhnliche Befund ist Atrophie der Faser- und Ganglienschicht der Netzhaut, gleichzeitig Atrophie der optici, welche zuweilen am chiasma abschneidet, in anderen Fällen sich hinter demselben fortpflanzt, und mit atrophischen Veränderungen in den thalamis und der Vierhügelgegend paart. Wenn hiernach der amaurotische Process an sich nur als eine progressive Atrophie des Sehnervennetzhauttraktus aufzufassen ist, von der es noch nicht einmal feststeht, ob sie einen centripetalen oder centrifugalen Verlauf nimmt, so lässt sich doch nicht leugnen, dass diese partielle Atrophie sich in einem namhaften Bruchtheile der Fälle mit diffuseren Erkrankungen im centralen Nervensysteme paart, so dass sie bald als der weitere Ausläufer dieser letzteren aufzufassen ist, bald aber auch den ersten Bezirk bezeichnet, von welchem aus sich das Leiden verbreitet. Besonders interessant ist der Zusammenhang progressiver Amaurose einmal mit paralytischer Psychose, und sodann mit grauer Degeneration der Hinterstränge." —

Ueber „centrale Scotome" — ein Krankheitszustand, dessen genaue Beschreibung sich auch erst seit Graefe in der ophthalmologischen Literatur findet — giebt derselbe in der oben bezeichneten Schrift, anknüpfend an einen in der Klinik vorgestellten Fall, die folgenden Aufschlüsse:

„Die functionelle Untersuchung zeigt zunächst die Gesichtsfeldperipherie beiderseits vollkommen normal, dagegen die Sehschärfe links auf $^1/_{30}$, rechts auf circa $^1/_{30}$ reducirt, und zwar auf Grund centraler Scotome, welche mit einer Oeffnung von 8—10° die Gesichtsfeldmitte behaften. Bei gewöhnlicher Beleuchtung wird es dem Patienten schwer, diese Scotome abzugrenzen, bei gedämpfter Lampenbeleuchtung aber gelingt dies vortrefflich, und es lässt sich beweisen, dass die eben angegebene Sehschärfe eine excentrische ist, indem Patient innerhalb der centralen Scotome nur dunkle quantitative Lichtempfindung hat. Bei der ophthalmoskopischen Untersuchung zeigt sich, dass, wenn mit dem Planspiegel ein kleines Flammenbildchen auf die Region der fovea centralis gebracht wird, dasselbe nur einen dunklen Lichtschein erweckt. Die Scotome sind von einer ringförmigen Zone undeutlichen Sehens umgeben, welche nach innen breiter ist als nach der Schläfenseite." —

„Der Augenspiegel weist bei normalen brechenden Medien und Membranen eine physiologische Excavation (hier nur einen kleinen Bezirk nach aussen von dem Gefässaustritt behaftend) ausserdem aber eine unleugbare weisse Entfärbung der Papille durch Schwund der kleineren Gefässe und durch leichte Opacificirung des Gewebes nach, mithin einen gewissen Grad atrophischer Degeneration." —

„In besondere Verlegenheit gerathen wir, uns über die Diagnose genauer auszusprechen. Die pathologische Anatomie hat für derartige Fälle centraler Scotome noch keinen Boden geliefert, und auch die klinische Beobachtung giebt unseren Anschauungen nur unbestimmte Richtung. Das beiderseitige Vorkommen beim Mangel sonstiger centraler Erscheinungen hat mit Vorliebe den Bedacht auf einen Vorgang im chiasma nervorum opticorum gelenkt; allein ich muss bekennen, dass diese Vermuthung gerade hier wenig plausibles hat. Wenn wirklich eine materielle Ursache, wie Apoplexie oder Gewebsstörung im chiasma ihren Sitz hätte, so schiene mir die Symmetrie der Störung vollends unerklärlich. Viel annehmbarer erscheint es mir, dass in dem cerebralen Ende der Sehnerven eine umschriebene Krankheitsursache obwaltet, und dass für diese Regionen die sonst für paarige Sinnesorgane herrschende und in den äusseren Theilen des Auges oft so frappante symmetrische Tendenz sich bethätigt. Allein welche Störung haben wir im Näheren anzurufen? Wegen des urplötzlichen Auftretens von Scotomen hat man an hämorrhagische Ursachen gedacht. Hiergegen spricht indessen schon die circumscripte Ausdehnung der Störung und die allmäligere Entwickelung in anderen sonst analogen Fällen. Ferner sieht man diese Zustände niemals im Verband mit anderen hämorrhagischen Hirnkrankheiten, und constatirt deren Vorkommen gerade an jüngeren Patienten, wo die hauptsächlichsten prädisponirenden Ursachen für Hirnhämorrhagieen fehlen, relativ am häufigsten. Nicht unmöglich, dass es sich um circulatorische Anomalieen anderer Natur durch Erregung in umschriebenen Bezirken der vasomotorischen Nervenbahn oder überhaupt um functionelle (moleculare?) Leitungsunterbrechung handelt, für deren erstes Auftreten wir nicht im Stande sind eine palpable materielle Ursache nachzuweisen. Die spätere Degeneration der Papille spricht nicht gegen diese Annahmen, da sie wahrscheinlich als Consecutiverscheinung aufzufassen ist. Leiten wir das

Uebel von vasomotorischen Einflüssen ab, so würde sich hieraus das symmetrische Auftreten in den centralen Enden beider Sehnerven in ungezwungener Weise erklären. Desgleichen würde es hierbei erklärlich sein, dass man die Bildung centraler Scotome zuweilen nach erschöpfenden allgemeinen Krankheiten mit anderen Zeichen für vasomotorische Leiden oder auch nach Gemüthsaffekten mit cutanen Anodynieen beobachtet.“ —

Auch auf die so häufig bei Schielenden, aber auch sonst nicht selten vorkommende anaesthesia retinae, oder, wie Graefe sie praktischer nannte, „amblyopie aus Nichtgebrauch“ eines Auges bei normaler Sehkraft des anderen, auf ihre Immunität gegen atrophische Degeneration, und auf die bezügliche Therapie durch methodische Anwendung entsprechender Convexgläser, entweder ohne oder nach vorhergegangener Tenotomie — zuerst aufmerksam gemacht zu haben, ist wiederum Graefe's unbestrittenes Verdienst. —

Wie mächtig nachwirkend diese Graefe'schen Anregungen waren, zeigt ein Blick auf die zahlreichen Forscher, welche seitdem gerade diesen Theil der Ophthalmologie cultivirt haben, und auf den reichen Schatz wichtiger Befunde, welchen die Wissenschaft ihren Untersuchungen verdankt.

Wie bei seiner operativen Thätigkeit, so in der **Therapie** überhaupt war **Graefe** Eklektiker in der besten Bedeutung des Wortes. Es ist bereits erwähnt worden, dass er in der frühesten Periode seiner Berliner Wirksamkeit vorwiegend den französischen Vorbildern folgte. Die Anwendung des lapis mitigatus, der Scarificationen, der Gebrauch des atropinum sulphuricum, die Application des Heurteloup'schen künstlichen Blutegels, datiren aus jener Zeit. Um das letztere Instrument, welches damals in Berlin gänzlich unbekannt war, nicht sofort durch ungeschickte Hände bei Aerzten und Laien in Misscredit zu bringen, unterzog sich **Graefe** selbst mit seinen ersten Assistenten der zeitraubenden Application desselben, bis ein der Klinik attachirter Heilgehülfe sie ablösen konnte. In der bereits mehrfach citirten Schrift, „Ueber Amblyopie und Amaurose" (S. 196 ff.) hat **Graefe** die Indicationen für die Anwendung des künstlichen Blutegels genau präcisirt, und durch die Eigenthümlichkeit der Wirkung desselben motivirt. Es heisst dort: „Was die Blutentleerungen betrifft, so ist es (hier) besonders **wichtig, rasche Ausströmungen zu erzielen**. Dies veranlasste mich einst, die Application der **Heurteloup'schen** Blutegel gerade für die Behandlung der congestiven Amblyopieen zu verwerthen, und hat die hierauf gegründete Methode unter den Praktikern zahlreiche Nachahmung gefunden."

„**Es kommt dabei wesentlich auf die Technik der Application an.** Ist der betreffende Chirurg, den man damit betraut, nicht eingeübt in wenigen Minuten einen Cylinder zu füllen, so fällt damit auch der Vortheil. (Es sei bei dieser Gelegenheit bemerkt, dass die Heurteloup'schen Blutegel, so ausgezeichnete Dienste sie bei congestiven Amblyopieen und bei chronischen Aderhautkrankheiten leisten, in der Therapie der äusseren Ophthalmieen den natürlichen Blutegeln bedeutend nachstehen. In der That kommt es bei den letzteren weit mehr auf die verlängerte Suction und auf die continuirliche Ausströmung des Blutes als auf die Rapidität dieser letzteren an.). Die Applicationen müssen des Abends gemacht werden, so dass die Nachtruhe bald darauf folgt. Es ist ferner für viele Fälle wünschenswerth, dass der Patient den nächsten Tag darauf völlig ruhig im dunklen Zimmer verbringe. Da die Erlässlichkeit dieser Vorsicht sich nur aus einer minutiösen Berücksichtigung der individuellen Umstände ergiebt, so mag sie lieber durchweg eingehalten werden Es hängt deren Werth von der Reizbarkeit der Kopfcirculation, oder, wenn man will, der vasomotorischen Nerven, ab. Wo dieselbe gross ist, folgt der jedesmaligen Application eine Erregung, welche sich in allerlei Sensibilitätsstörungen, zuweilen in subjectiven Lichterscheinungen und auch wohl in einem geringen Sinken der Sehschärfe kennzeichnet. Diese Periode der „Reaction“, welche nur ausnahmsweise den folgenden Tag überdauert, soll bei vollkommener Körperruhe und strenger Lichtentziehung abgewartet werden. — Die Applicationen, bei denen jedesmal 2—4 Unzen Blut zu entleeren sind, werden je nach der Constitution der Kranken und Dauer der Reactionsperiode in Abständen von 4, 6, 8 Tagen wiederholt. Die genaue Prüfung der Sehschärfe unmittelbar vor und zwei Tage nach den Applicationen (also nach abgelaufener Reactionsperiode) entscheidet über die Wiederholung. Wo zwei, höchstens drei Applicationen ohne jeden Einfluss auf die Sehschärfe geblieben sind, stehe man von dem Verfahren ab. Aber auch, wo ein deutlicher Einfluss zu Stande kommt, empfehle ich im Falle passiver Kopfcongestionen nicht eine zu häufige Wiederholung, obwohl natürlich die constitutionellen Verhältnisse im einzelnen Falle entscheiden müssen. Die in der Praxis so vielfach ventilirte Frage, ob man Blutentleerungen den kranken Organen möglichst nahe oder entfernter instituiren soll, hängt neben der Modalität der Blutentleerung besonders von dem Grade der Erregbarkeit ab, und nur mit der bezüglichen Reserve ist die Frage in ersterem Sinne zu entscheiden. Bei Ophthalmieen wird häufig gesündigt, indem man Blutegel in einer Nähe des Auges legen sieht, die sich mit der Erregbarkeit des Organes und der umgebenden Gebilde nicht verträgt." —

Seine Anschauung über die heilbringende Wirkungsweise des Atropinum sulphuricum spricht Graefe bereits im ersten Bande des Archivs (Bd. I. Th. 1 S. 223) in der Arbeit: „Ueber die diphtheritische conjunctivitis u. s. w." aus, indem er bei Erwähnung der im Verlaufe dieser Affection auftretenden geschwürigen Hornhautprocesse sagt: „Es ergeht für den Praktiker, wenn es sich um die Unterstützung der Hornhautregeneration handelt, folgende Indikation: den Druck, der auf den Geschwürsgrund wirkt, möglichst herabzusetzen, oder, da diese Druckwirkungen sich allseitig ausdehnen, den Gesammtdruck, den die contenta bulbi auf das continens üben, möglichst zu beschränken. Dies ist die Absicht, in welcher ich unter solchen Verhältnissen die Einträufelungen von atropinum sulphuricum anwende, weil ich mich durch Experimente an Thieren und durch Beobachtungen an Menschen überzeugt zu haben glaube, dass dieses Mittel, wie ähnliche mydriatica, nicht blos auf die Pupille, sondern gleichzeitig auf den Spannungsgrad der Muskelkräfte wirkt. Gern gestehe ich, dass nicht die Kenntniss von dieser Wirkungsweise mich auf die therapeutische Anwendung des Mittels brachte, sondern dass ich gerade in umgekehrter Weise Ueberzeugung gewann. Als ich nämlich das Mittel zu andern Zwecken, besonders um die iris von einem perforirenden Geschwüre möglichst weit abzuhalten, in Anwendung zog, war mir die günstige Wirkung auf die Begrenzung des Hornhautleidens auffallend gewesen, und hatte mich zu weiteren Untersuchungen veranlasst." —

Bekannt ist, welche allgemeine Anwendung dieses Mittel seitdem in der ophthalmologischen Therapie gefunden hat.

Die Behandlung übler Zufälle nach operativen Eingriffen, sowie das Auftreten der diphtheritis conjunctivae, führten Graefe naturgemäss zur Handhabung der strengsten und umfassendsten Antiphlogose. Hierzu gehörten in erster Reihe Aderlass, Eis- oder kalte Umschläge, Blutegel, und die — für das nordische Klima wenigstens — unentbehrlichen Quecksilber-Präparate. Ueber die Wirkung der letzteren äusserte sich Graefe wiederholt dahin, dass er grosse Dosen des Calomel nur als ein sicheres und gutes Abführmittel, kleinere aber, sowie die entsprechenden des Sublimat und der grauen Salbe als die Plasticität des Blutes vermindernd, und insofern als entzündungswidrig betrachte. Die Verbindungen des Jod und Quecksilber wandte Graefe bei den schweren Formen der secundären Syphilis, welche sich in Augen-Affectionen gleichzeitig äusserten, an; bekanntlich ist seine Verordnung des hydrargyrum bijodatum rubrum in Verbindung mit Jod gleichsam Magistral-Formel geworden.

Die Narcotica gab Graefe von vorn herein stets in so grossen Dosen, dass er der schmerzstillenden Wirkung völlig sicher sein konnte. Späterhin wurde der innere Gebrauch derselben vollständig durch die subcutanen Injectionen verdrängt.

Das weite, und trotz aller Verbesserungen in der Technik der Untersuchung und trotz vorgeschrittener Diagnostik noch immer dunkle Gebiet der Amblyopieen gab Graefe reichlich Gelegenheit zu experimentellen therapeutischen Versuchen aller Art. Und er benutzte diese Gelegenheit redlich, aber in der ihm eigenthümlichen Weise. Die Statistik galt ihm nichts, wenn sie sich nicht auf sehr grosse Zahlenreihen stützte, und wenn nicht die schärfste Kritik über die Resultate der Experimente und Untersuchungen wachte. Die Erfüllung des ersten Postulats machte ihm die Massenhaftigkeit des seiner Klinik zu Gebote stehenden Materials leicht — seine therapeutischen Experimente stützten sich stets auf hunderte von Fällen; seine Kritik war aber eben so streng gegen die Resultate eigener wie gegen die fremder Forschung. Und bei der absoluten Oeffentlichkeit seiner klinischen und gesammten augenärztlichen Thätigkeit, die so weit ging, dass er sogar sein Privat-Kranken-Material zu Lehrzwecken in ausgedehntester, freilich für die Betreffenden nicht immer angenehmster Weise verwendete, hätte ein absichtlicher Irrthum nicht lange verborgen bleiben können.

Als heilbringend bei Amblyopieen dunklen Ursprunges bewährte sich Graefe neben den bereits erwähnten örtlichen Blutentleerungen vermittelst des Heurteloup'schen künstlichen Blutegels zunächst die „diaphoretische Methode.“ Hierüber sagt er selbst (l. c. S. 198 ff.): die diaphoretische Methode führten wir, nach dem Vorgange vieler älterer Praktiker, meist durch das decoctum Zittmanni aus, nicht als ob den einzelnen Ingredienzien dieses componirten Trankes irgend eine specifische Wirkung zuzuschreiben sei, sondern weil derselbe ein durch die Erfahrung als vortrefflich erprobtes diaphoreticum an die Hand giebt. Es wurde deshalb auch nur das erwärmte decoctum fortius frühmorgens im Bette verabreicht, die Wirkung auf die Haut durch Einhüllung in wollene Decken, eventuell noch durch Fliederthee gesichert, dagegen keine erhebliche diätetische Beschränkung, wie sie sonst bei Zittmann-Kuren üblich ist, auferlegt, auch bei milder Witterung ein Spaziergang in den Nachmittagsstunden erlaubt. Neuerdings sind wir mit der Ordination des Zittmann'schen Dekokts etwas zurückhaltender geworden, seitdem wir in gut eingerichteten römischen Bädern ein für die ärztliche Praxis überhaupt unschätzbares Mittel erhalten haben. — Die erste Veranlassung zur Benutzung der römischen Bäder bei Amblyopieen mit passiven Kopfcongestionen gab mir ein Patient, der, nachdem er eine Zittmann-Kur mit nur mässigem Resultate durchgebraucht, sich selbst von seiner Amblyopie vollständig heilte durch den Aufenthalt in dem fast 40° warmen Siederaum einer Zuckerfabrik. — So erhebliche Vortheile die römischen Bäder unter den meistens hier zur Sprache kommenden Verhältnissen gegenüber den russischen Bädern bieten, so haben sie natürlich auch ihre Contra-Indikationen, zu denen theilweise activere Congestivzustände, besonders aber Herzleiden, Nierenleiden, apoplectische Anlage und übertriebene circulatorische Erregharkeit gehören.“ —

In einer Schlussbemerkung fügt Graefe folgende, für alle Zeiten beherzigenswerthe Worte hinzu: — „daraus, dass diese Methode (römische Bäder u. s. w.) sich hier wirksam erwiesen hat, darf keineswegs ein ausschliessliches Kurverfahren bei solchen Amblyopieen gemacht werden. Nirgends bedarf es mehr eines individualisirenden Studiums als bei den Amblyopieen, und es ist ein wahrhafter Unfug, wenn die Aerzte nach einmaliger und flüchtiger Besichtigung derartigen Patienten allemal einen weit in die Zukunft reichenden Rath zu geben sich vermessen. Die circulatorischen Unordnungen, um die es sich hierbei handelt, können aus den verschiedensten Quellpunkten spriessen, und es ist eine gefährliche Einseitigkeit, sie mit Vorliebe von einem bestimmten Organleiden, z. B. von der Leber oder dem Darmkanal oder von einer bestimmten Unordnung in der Lebensweise herzuleiten. Unterleibsleiden spielen zwar eine ursächliche Rolle, und sieht man dementsprechend von Mineralquellen, wie Marienbad, Kissingen, Homburg, und geeigneten Falles von Karlsbad günstige Wirkungen; im allgemeinen aber binden — Dank dem hypochondrischen Zeitgeiste — die Unterleibsfunctionen in zu exclusiver Weise die Aufmerksamkeit der Aerzte. Die für amblyopische Zustände enorm wichtigen Functionen der Haut und der Nieren haben sich unter anderem über jene Bevorzugung wesentlich zu beklagen. Während ängstlicher Bedacht über den Rhythmus und das Gewicht der Stuhlgänge brütet, werden jene wichtigsten Regulatoren der Circulation als nebensächliche Dinge kaum beachtet. Auch die alltäglichen Gewöhnungen, in denen die sich cumulirenden Ursachen von Circulationsstörungen nur allzuhäufig wurzeln, werden von den Aerzten öfters nicht mit genügender Schärfe durchmustert, und von den Patienten als selbstverständlich zu wenig hervorgehoben. Von dem Schlaf wird in der Regel nur wenig gesprochen, wenn er nicht auffallend gestört ist, und doch bildet ein guter und regelmässiger Schlaf das wahre Labsal der unaufhörlich thätigen Sehnerven. Hier handelt es sich also recht sorgfältig zu suchen, und das gefundene recht umsichtig und vorurtheilsfrei zu würdigen, um ein glücklicher Arzt zu sein.“ —

Schliesslich möge noch erwähnt werden, dass Graefe auch die Mittel, welche die in neuerer Zeit sich immer mehr ausbildende pharmacopoea elegans darbietet, trefflich zu handhaben wusste. Wie seine Diagnose: „difficultates nervosae“, welche einem übermüthigen Scherze ihr Dasein verdankte, treffend den „Punkt“ bezeichnete, aus dem das „ewig Weh' und Ach“ zu kuriren sei, so wusste auch seine Therapie in der Privatpraxis sich sehr wohl den individuellen Eigenheiten zu accommodiren, ohne dass der beabsichtigte Heilzweck hierdurch im mindesten beeinträchtigt wurde. —

Wer Graefe's operativer Thätigkeit in seiner Blüthezeit beiwohnte, mochte nicht ahnen, wie schwer es ihm geworden war, jene hohe technische Vollendung zu erreichen, welche ihn auszeichnete. Die „lächerliche Ungeduld“, wie er sein lebhaftes Temperament in dem wiedergegebenen Pariser Briefe nennt, liess ihn in der ersten Zeit seines Berliner Wirkens zuweilen unmuthig Pincette und Messer hinwerfen, wenn nicht der Operations-Effekt sofort in gewünschter Form zu Tage trat. Allmälig ward er ruhiger und kaltblütiger, keine unvorhergesehene Störung erschreckte ihn mehr, gab ihm im Gegentheil Gelegenheit zu jenen geistvollen impromptus, welche in einer kurzen Spanne Zeit mehr Belehrung gewährten, als dies die gelehrtesten und fleissigsten Sammelwerke je zu bieten vermögen. Wer ihn aber genauer kannte, der war erstaunt über die wahrhaft furchtbare geistige Kraft, mit der er in seiner langen Krankheit sich auch bei den zahlreichsten Operationen aufrecht erhielt. Von Zeit zu Zeit verschwand er aus dem Operationszimmer, machte sich eine Morphium-Injektion, und operirte weiter, wie in gesunden Tagen. —

Nächst seiner Privatklinik und nächst dem Archive bildeten die Berliner ärztlichen Vereine das Forum, auf welchem Graefe die neuen ophthalmologischen Lehren verkündete, und für deren weitere Verbreitung nach Kräften zu wirken suchte.

Neben den älteren medicinischen Gesellschaften, der Hufeland'schen u. s. w., hatte sich in Berlin am 10. December 1844 eine neue gebildet: „die Gesellschaft für wissenschaftliche Medicin", deren ausgesprochener Zweck die „Förderung wissenschaftlich-praktischer Bestrebungen" war, und deren Sitzungs-Protokolle vom Jahre 1850 ab in Göschen's „Deutscher Klinik" veröffentlicht wurden. In der Sitzung vom 16. August 1852 war Graefe als Gast anwesend, und wurde, in Anknüpfung an einen Vortrag über „die physiologischen und therapeutischen Wirkungen continuirlicher und intermittirender Ströme", welchen der bewährte Elektro-Therapeut Dr. Moritz Meyer hielt, interpellirt: „ob er einige Erfahrungen über die Wirkungen der Elektricität bei Behandlung von Augenkrankheiten gesammelt habe?" Graefe, sich auf die zahlreichen in seiner Klinik angestellten Versuche berufend, erklärte, „er habe gefunden, dass bei wirklichen Hornhautnarben die Elektricität so wenig fruchte, wie alle anderen therapeutischen Agentien." Auf eine weitere Bemerkung „russische Aerzte hätten bei Pferden den Staar durch Elektricität aufgelöst", erwiederte Graefe, „er halte es für möglich, aber die Einwirkung sei so bedeutend, dass oft eine vollständige chorioiditis folge; die Versuche, welche Crussel in Petersburg in dieser Beziehung bei Menschen angestellt habe, seien in letzter Zeit durch die vielen traurigen Folgen ganz in Verruf gekommen." — In der Sitzung vom 21. Februar 1853 hielt Graefe, bereits als Mitglied der Gesellschaft, einen Vortrag über „Prismatische Brillen, als Beitrag zur Orthopädie des Auges", nachdem er zuvor 3 Kranke vorgestellt hatte, und zwar einen mit tetanus traumaticus des linken Auges behafteten jungen Mann von 23 Jahren, an welchem er die subcutane Durchschneidung des n. supraorbitalis mit Erfolg verrichtet hatte, und zwei Fälle von „Lähmung des Oculomotorius, von denen der eine zugleich eine Lähmung des oberen schiefen Augenmuskels darbot, der andere nicht." An diesen Patienten wurde zunächst bewiesen, „dass der m. obliquus sup. das Auge nach unten und aussen rolle, und nicht, wie aus der Arbeit von Busch hervorzugehen scheint, nach oben und innen." — In derselben Sitzung wurde auf den brieflich ausgesprochenen Wunsch des Professor Stromeyer in Kiel zur Prüfung seiner Theorie der „Entstehung der Scoliosis in Folge einer Paralyse der Inspirationsmuskeln" eine Commission gewählt, welcher neben du Bois-Reymond, Bühring, Traube und von Langenbeck auch Graefe angehörte. Von dieser Zeit an datirt das wahrhaft collegiale und wahrhaft freundschaftliche Verhältniss Graefe's zu Traube und von Langenbeck, das ohne jede Störung bis zu seinem Tode bestand. In der Sitzung vom 21. März 1853 bemerkte dann Dr. Moritz Meyer in Bezug auf den von Graefe vorgestellten Kranken mit Lähmung des n. oculomotorius und trochlearis, dass „er denselben nach einer dreiwöchentlichen Kur vollkommen geheilt gesehen habe. Die Diagnose sei auf lokale Apoplexie gestellt gewesen, und die Kur habe in wiederholter Application des künstlichen Blutegels, Arteriotomie der Temporalis, dem inneren Gebrauche des Jodkalium und zuletzt in spirituösen Fomentationen bestanden." —

In der Sitzung vom 27. Juli 1853 gab Graefe „die versprochenen Bemerkungen über die Operation des Schielens und deren Nachbehandlung." In diesem Vortrage entwickelte er kurz und präcis alle diejenigen Grundsätze, welche ihn bei seinen Schieloperationen leiteten, und welche er — wie bereits erwähnt worden — später im Archiv ausführlich dargelegt hat, wobei er noch besonders auf die „Faden-Operation" aufmerksam machte. Obgleich sich keine Discussion erhob, nur der Vorsitzende der Gesellschaft „im Namen derselben für diesen Vortrag dankte, namentlich weil derselbe eine Operation wieder zu Ehren bringe, die bei den meisten Aerzten so sehr in Misscredit gekommen sei" — erblickte doch Graefe so viele zweifelnde Physiognomieen unter seinen Zuhörern, dass er sofort den Antrag stellte: die Gesellschaft wolle eine Commission zur Begutachtung dieser Operation niedersetzen. Diesem Antrage wurde zugestimmt und die Commission ernannt, zu deren Mitgliedern auch Dr. Wilms, Oberarzt im Krankenhause Bethanien, ein Freund und Studiengenosse Graefe's, gehörte. Dieser Commission stellte Graefe aus seiner klinischen und Privatpraxis ein reiches Material zu Gebote, operirte viele Wochen hindurch die einschlägigen Fälle nur in ihrem Beisein, gab den Mitgliedern derselben jede nur irgend gewünschte Auskunft und jede Gelegenheit, sich von dem Heilungsprocesse und der Nachbehandlung durch eigene Prüfung fortlaufend zu überzeugen, und hatte schliesslich die Genugthuung, in dem der Gesellschaft abgestatteten Commissionsberichte seine Verdienste um die Schieloperation im vollsten Maasse anerkannt und gewürdigt zu sehen. Dieser Bericht, welcher wörtlich in Goeschen's Deutscher Klinik No. 5, 6, 7 und 8 des Jahrganges 1855 abgedruckt ist, beginnt mit einem sehr eingehenden und detaillirten Abrisse der Geschichte der Schieloperation von Dieffenbach an, zählt dann mit gleicher Ausführlichkeit die von der Commission untersuchten und in ihrer Gegenwart operirten Fälle auf, und endet mit den folgenden Schlusssätzen:

„Fassen wir nun die Resultate unserer Beobachtungen zusammen, so müssen wir zuvörderst hervorheben, dass wir eine direkte gefährliche Folge der Operation, sei es eine Blutung, eine heftige oder lange anhaltende Entzündung, sei es endlich ein entstellendes Schielen nach der entgegengesetzten Seite, in keinem der von uns verfolgten Fälle wahrgenommen haben. Im Gegentheil war der operative Eingriff in allen Fällen so leicht, dass die Kranken nur wenige Tage das Bett zu hüten und antiphlogistisch behandelt zu werden brauchten; die Conjunctiva-Wunden heilten in 2—5 Tagen, und nur selten stellten sich knopfartige Wucherungen ein, gegen welche indessen eine specielle Behandlung, selbst nach den Faden-Operationen, nicht erforderlich war. Dieselben schwanden vielmehr nach 8—14 Tagen von selbst, ohne sich aufzuwulsten und polypenähnliche Excrescenzen zu bilden, wie man sie wohl dann zu sehen pflegt, wenn ein an der sclerotica zurückgebliebener Muskelstumpf sich degenerirt. Auch die Röthe der Bindehaut an der Operationsstelle war immer nur unerheblich und von kurzer Dauer, ohne die Anwendung adstringirender Augenwässer zu erheischen.

Was die beabsichtigte Besserung in der Stellung der Augen betrifft, so ist uns, wie schon bemerkt, eine solche Abweichung nach anderer Seite, dass dadurch ein entstellendes Schielen bewirkt würde, nicht vorgekommen. Es trat zwar nach der Durchschneidung des Rectus internus in einzelnen Fällen (9, 13, 14, 15, 19) eine leichte Divergenz bei gewissen Richtungen der Sehaxen ein (besonders beim Blick nach oben), indessen verschwand dieser Excess in der Wirkung der ersten Operation vollständig während der gymnastischen Nachbehandlung. Die Convergenz, welche noch in einigen Fällen zurückgeblieben war (12, 16, 17), wurde meistens als ein erwünschter Beweis der ungeänderten Beweglichkeit nach innen nach geschehener Durchschneidung des Rectus internus begrüsst, und die Aufhebung dieses Schönheitsfehlers theils der gymnastischen Nachbehandlung überlassen, theils einer späteren Operation vorbehalten. Denn da mit Ausnahme einiger weniger Fälle überall eine vollkommen richtige Stellung der Augen erreicht worden ist, kann die Behauptung als erwiesen betrachtet werden, dass, wenn nicht durch einmalige, so doch durch mehrmalige Durchschneidung des contrahirten Muskels oder durch Ausführung derselben Operation an dem anderen Auge ein richtiger Stand der Sehaxen zu erzielen ist. Es ist nämlich keineswegs eine überflüssige Lust am Operiren darin zu erblicken, dass der Operateur die Tenotomie an beiden Augen verrichtet, wenn auch nur eins das vorzugsweise schielende ist, denn einerseits prävalirt der strabismus beim Schielen beider Augen immer auf Einem, dann aber ist es keineswegs richtig, dass nach der Operation des einen Auges sich das andere von selbst gerade stelle, endlich ist der günstige Erfolg gesicherter, wenn man die gewünschte Operationswirkung auf beide Augen vertheilt, weil die Operation dann auf keinem von beiden so excursiv zu sein braucht, als wenn sie an einem allein geübt würde. Aus diesen Gründen ist bei den vorstehend angeführten Fällen von strabismus alternans und fast bei allen von strabismus incongruus die Operation auf beiden Augen verrichtet. Kann man daher die richtige Stellung der Augen als eine in allen Fällen erreichbare Wirkung der Operation bezeichnen, so folgt schon hieraus, dass die durch das Schielen als solches bedingte Entstellung durch die Operation aufzuheben sein muss. Was diejenige Entstellung betrifft, welche von dem Einsinken der caruncula lacrymalis, von dem Herabsinken des unteren Augenlides und dadurch bedingten tieferen Stande eines Auges, von leichteren Graden des exophthalmos abhängt, so ist dieselbe gewöhnlich doch weit geringer, als der strabismus, und lassen sich diese Uebelstände ebenfalls in den meisten Fällen durch eine geeignete Nachbehandlung beseitigen. Der mit strabismus divergens in Folge zu excessiver Durchschneidung des rectus internus complicirte exophthalmos wird übrigens, wie die beiden letzten Fälle (22, 23) zeigen, durch die Geradestellung der Augen wesentlich gebessert, und kann wesentlich dadurch unmerklich gemacht werden, dass eine harmonische Hervortreibung beider bulbi hergestellt wird (23).

Die Beweglichkeit der Augen darf ferner durch die Operation nur gewinnen, nicht leiden, und in der That sehen wir an allen unseren Beobachtungen, dass die Beweglichkeit höchstens um 2 Linien hinter dem Normalen zurückgeblieben ist, überall aber zugenommen hat.

Was ferner den Einfluss der Operation auf das Sehvermögen betrifft, so haben sich unsere Untersuchungen nur auf solche Fälle beschränkt, in denen eine Störung des Sehvermögens Folge oder Complication des strabismus war, denn als ein Heilmittel der amblyopie als solcher wird jetzt wohl von Niemandem mehr die Durchschneidung der Augenmuskeln ausgeführt.

Das Doppeltsehen zunächst ist unbedingt durch die Operation zu heben, denn es beweiset, dass das Sehvermögen auf beiden Augen noch normal ist, und verschwindet bei richtiger Stellung der Sehaxen vollkommen (Fall 5). Nach der Operation eintretende Diplopie ist durch eine consequente gymnastische Nachbehandlung zu heben. Auch das von Incongruenz der Netzhäute abhängige Doppeltsehen verschwindet nach der Operation, muss aber einer besonderen Behandlung unterworfen werden (7, 10). Die Sehweite und die Deutlichkeit des Sehens hat sich fast in allen von uns beobachteten Fällen gesteigert, und bei einigen ist sogar in das vorher völlig amblyopische Auge (23) wieder einiges Sehvermögen zurückgekehrt. Auf sehr alte Leucome der Hornhaut haben wir einen resorbirenden Einfluss der Operation, wie auch wohl behauptet worden ist, nicht wahrgenommen, dennoch aber ist auch in solchen Fällen die Entstellung gemindert worden (21), ohne freilich von einer erheblichen Besserung des Sehvermögens begleitet gewesen zu sein.

Sollen wir schliesslich ein Urtheil über den Werth der Schieloperation abgeben, so lässt sich dieses in folgenden Sätzen zusammenfassen:

1) Die Operation vermag, unter richtiger Vorausberechnung ihrer Endwirkung, in allen Fällen von Schielen ohne Ausnahme, eine wesentlich gebesserte, wo nicht vollkommen richtige Stellung des Augapfels zu erzielen. Weder strabismus fixus, directus, noch paralyticus bildet eine Contra-Indication.

2) Grösse, Richtung und Ort des Bindehautschnittes, Umfang der Ablösung des Muskels von der Bindehaut der sclerotica und der Tenon'schen Kapsel können so combinirt werden, dass die Operationswirkung gleich Null oder übermässig gross wird.

3) Von dem wesentlichsten Einflusse auf den Erfolg ist die Nachbehandlung durch Augengymnastik und Brillen.

4) Die Besserung der Fixation, der Accommodation und der Deutlichkeit des Sehens wird in allen Fällen erreicht, in welchen die amblyopie noch nicht bis zu einem sehr hohen Grade gediehen ist. Selbst Incongruenz der Netzhäute verbietet die Operation nicht, muss aber Gegenstand einer besonderen Nachbehandlung sein. Wenn bei sehr umfänglichen Hornhauttrübungen bereits Aberration der Sehaxen stattfindet, so kann der kosmetische Zweck erreicht werden, doch ist die Besserung des Sehvermögens nicht zu erwarten.

Schliesslich ist es der Commission eine angenehme Pflicht, den Antrag an die verehrte Gesellschaft zu stellen, dieselbe wolle dem Herrn v. Graefe einen Dank votiren für seine unermüdliche Bereitwilligkeit in der Beschaffung der für die Berichterstattung nothwendigen Operationsfälle." —

Der Name Graefe als Vortragender erscheint noch oft

in den Protokollen der „Gesellschaft für wissenschaftliche Medicin" bis zur Auflösung derselben.

Die Stürme des Jahres 1848 hatten auch die Berliner Aerzte, wenigstens die jüngeren, aufgerüttelt, etwas ernstliches zu thun zur Wahrung ihrer Standes- und materiellen Interessen. So bildete sich im Jahre 1849*) „zur Beförderung des ärztlichen Gemeinsinnes, zur Wahrung der Standesehre und der Gerechtsame der Standesgenossen, sowie zur Besprechung wissenschaftlicher Gegenstände" die „Association Berliner Aerzte."

Am 19. Februar 1858 nahm die Association, unter Abänderung ihrer Statuten, die Bezeichnung „Verein Berliner Aerzte" an, und traten nunmehr die wissenschaftlichen Bestrebungen in den Vordergrund. Unter Graefe's Vorsitz entwickelte sich der Verein auf das kräftigste, so dass ihm Ausgangs der fünfziger Jahre bereits 175 Mitglieder angehörten. Die Sitzungs-Protokolle wurden in der „Allgemeinen medicinischen Central-Zeitung" veröffentlicht. Die „Gesellschaft für wissenschaftliche Medicin" und der „Verein Berliner Aerzte", von gleichem Streben beseelt und geleitet, erkannten bald, dass ihre Verschmelzung im allgemeinen Interesse geboten sein dürfte, um ein regeres Zusammenleben der Collegen hervorzurufen und für die Aerzte Berlin's eine erhöhte Bedeutung zu erlangen. Sie vereinigten sich, indem sie sich aller Sonder-Interessen entkleideten, zu einer gemeinsamen Körperschaft, der „Berliner medicinischen Gesellschaft", welche ihre erste Sitzung am 31. Oktober 1860 hielt, und durch eine Rede B. v. Langenbeck's eröffnet wurde. Nachdem Virchow die auf ihn gefallene Wahl abgelehnt hatte, wurde Graefe Vorsitzender der Gesellschaft und blieb es bis zu seinem Tod.

Auch der Hufeland'schen ärztlichen Gesellschaft gehörte er später als Mitglied an.

---

*) Rigler. Das medicinische Berlin, S. 376 ff.

Bereits zu Anfang des Jahres 1857 fühlten die ersten Schüler Graefe's, welche sich einen eigenen augenärztlichen Wirkungskreis geschaffen hatten, und denen zum grössten Theile ebenfalls ein bedeutendes Kranken-Material zu Gebote stand, das Bedürfniss, sowohl mit ihrem Lehrer wie auch unter einander periodisch zusammen zu kommen, um brennende wissenschaftliche Fragen mündlich zu besprechen, und sich durch ungestörten Austausch der Meinungen gegenseitig anzuregen. Mit gewohnter Lebhaftigkeit ging Graefe auf diesen Plan, sobald er ihm mitgetheilt wurde, ein, und schlug Heidelberg als Versammlungsort, als Zeit aber die Herbst-Universitätsferien vor. Bot nun die erste Versammlung vom 2. bis 4. September 1857 durch die überwiegende Herzlichkeit und Innigkeit der Beziehungen zwischen den Anwesenden mehr das Bild eines Familien-Congresses dar, so war die zweite Versammlung an denselben Tagen des Jahres 1858 — schon in äusserer Erscheinung — ein wissenschaftlicher Congress, dem beizuwohnen einzelne selbst eine weite Reise nicht gescheut hatten, und an dem sich eine grosse Anzahl Gäste aus Heidelberg selbst betheiligten. Der hervorragendste unter den letzteren war Helmholtz, dem am Schlusse der Sitzungen von den versammelten Ophthalmologen ein silberner Pokal mit entsprechender Inschrift als Ausdruck aufrichtiger Hochachtung, Verehrung und Dankbarkeit überreicht wurde. In seiner kurzen Dankesrede betonte Helmholtz, dass dies die erste öffentliche Anerkennung sei, welche ihm für die Erfindung des Augenspiegels zu Theil werde. Aus diesen Versammlungen bildete sich Anfang der sechziger Jahre die „Ophthalmologische Gesellschaft“, welche jährlich an demselben Orte und zu derselben Zeit tagt, und ihre Sitzungs-Protokolle ebenfalls jährlich erscheinen lässt. —

Sowohl auf dem ersten „Periodischen internationalen ophthalmologischen Congresse“ im Jahre 1857 in Brüssel, wie auf dem zweiten im Jahre 1862 in Paris war Graefe einer der Vorsitzenden; auf dem dritten im Jahre 1867 ebenfalls in Paris abgehaltenen wurde er einstimmig zum ersten Präsidenten des Congresses erwählt, und ist der im Drucke erschienene Compte rendu der Sitzungen mit seinem und Helmholtz's Bildnisse geschmückt. So durchaus befriedigt Graefe die jährlichen Heidelberger Versammlungen verliess, so wenig entsprachen — wiederholten mündlichen Aeusserungen von ihm zufolge — die auf jenen Congressen zu Tage getretenen wissenschaftlichen Ergebnisse dem grossen Aufwande von Mühe und Zeit, welche dieselben an die Theilnehmer stellten. Im höchsten Grade bezeichnend ist in diesem Sinne die Rede, mit welcher er die Sitzungen des dritten Congresses eröffnete, und welche also lautete:*) Messieurs! Je commence par remercier, au nom de la science, les nombreux confrères, accourus des points les plus éloignés de l'Europe, pour apporter le tribut de leur savoir et de leur expérience à une branche des connaissances médicales qui, heureusement, n'a plus ses preuves à faire. Mais, le temps dépensé dans de si longs voyages doit doubler le prix de celui qui reste à mettre en oeuvre. Je conjure donc les membres du Congrès d'avoir devant les yeux ce prix inestimable du temps et de se rappeler constamment l'importance de l'assemblée devant laquelle ils parlent. Je les engage à être aussi empressés à ouvrir les trésors de leur expérience et de leurs méditations que sevrer sur la communication des détails superflus. A ces fins, ils devront se montrer judicieux dans le choix de leurs sujets, sobres dans la manière de les traiter, habiles à mettre en lumière les points principaux, concis dans le développement des questions.

Pour moi, Président, gardien du temps de tous, je m'im-

---

*) Congrès Périodique International d'Ophthalmologie. Compte-rendu etc. etc. 3e Session. 2e Congrès de Paris 12, 13 et 14 Août 1867. Paris. 1868.

poserai le devoir scrupuleux, quoique si difficile à remplir, de faire exécuter l'article du règlement, sauvegarde de ce bon emploi du temps; à cet effet je commencerai par relire cet art. 18, que chacun devra avoir constamment à la mémoire et qui est ainsi conçu:

Art. XVIII. du Règlement:

Les communications ne devront pas durer plus d'un quart d'heure, et la parole n'est accordée, dans les discussions, à chaque orateur, que pour cinq minutes, sauf les cas particuliers où l'assemblée, consultée, croira devoir prolonger ces limites de temps".

Der Schluss.

Es ist bereits erwähnt worden, dass Graefe sich das Berliner Territorium Schritt vor Schritt erobern musste, während im Auslande bereits sein Name als der eines geistvollen, höchst bedeutenden jungen Arztes bekannt war. Wie schottische und schweizerische Aerzte, denen sich bald süddeutsche anschlossen, seinen ersten Schülerkreis bildeten, so waren es auch die ihn schon im Anfange der fünfziger Jahre aus der Ferne aufsuchenden Patienten, welche seinen Weltruhm begründeten, und während seines ganzen ärztlichen Wirkens bildeten dieselben die bei weitem grösste Quote der in seiner Privatklinik Hülfe suchenden. Eben diese Patienten waren es auch, welche durch den sehr gerechtfertigten Wunsch, auch für ein eventuelles anderes örtliches oder für ein Allgemeinleiden von ihrem zeitweiligen Aufenthalte in Berlin den grösstmöglichen Nutzen zu ziehen, den collegialen Verkehr Graefe's mit den Koryphäen der medicinischen Fakultät, mit Schoenlein, Frerichs, Griesinger, Romberg, Langenbeck, Busch, vermittelten, während gleiches und gleichzeitiges wissenschaftliches Streben Traube und Remak schon früh zum Besuche der Graefe'schen Klinik veranlasst hatte. Später gab es in Berlin wohl kaum einen älteren Praktiker, der nicht mit Graefe consultirt, und wohl kaum einen jüngeren, der sich nicht mit Stolz zu seinen Schülern gezählt hätte. Wie in den ärztlichen Vereinen, so benahm sich auch in seiner Klinik und in seiner Privat-Sprechstunde mit stets gleichbleibender Liebenswürdigkeit Graefe jedem Collegen gegenüber; andererseits ist kein Fall bekannt geworden, dass auf seine Veranlassung jemals ein

Patient seinen Hausarzt gewechselt hätte. In den ersten Jahren seiner Thätigkeit musste Graefe, wollte er günstige Erfolge erzielen, mit aller Energie darauf dringen, dass die schweren Fälle von Augenkrankheiten sich eine angemessene Zeit hindurch einer Behandlung in der Klinik unter seiner persönlichen Obhut unterwarfen; später, als sich seine Schüler und Collegen aller Orten niedergelassen hatten, schickte er diesen stets die in ihrem Bereiche wohnhaften Patienten zu, und liess es sich — selbst auf dem Gipfelpunkte überhäufter Beschäftigung — niemals verdriessen, den Kranken die ausführlichsten Berichte mitzugeben, denen er zum Schlusse ein Paar herzlicher Worte an den Empfänger hinzufügte. Wie ausgedehnt und collegialisch der Verkehr Graefe's mit Aerzten und Naturforschern aller Länder war, beweisen, neben seinem voluminösen Briefwechsel, die Verzeichnisse aller derer, welche sich im Verlaufe von zwölf Jahren zu den Heidelberger Versammlungen einstellten. Nur ein einziger Misston ist in dieser Beziehung laut geworden, der der Vollständigkeit wegen hier Erwähnung finden mag, da bei aller Begabung des Graefe'schen Widersachers, des Herrn Professors Hasner von Artha, die um den Werth oder Unwerth der Linearextraktion leider mit persönlicher Animosität geführte literarische Fehde zu keinem Resultate führte, auch nicht führen konnte. Graefe hat sich niemals dem Glauben hingegeben, als sei die Lehre von der Linearextraktion die „allein seligmachende“, aber er hat diese Methode mit vollem Rechte als diejenige hingestellt, „welche — zeitweilig — theoretisch die gestellten Postulate am besten erfülle, und praktisch die günstigsten Heilresultate aufweise.“ Noch in seinem letzten Lebensjahre hat er es, einem Fachgenossen gegenüber, als einen grossen Uebelstand bezeichnet, dass die Patienten nach der Linearextraktion nicht mit runder Pupille sehen, und seine feste Ueberzeugung ausgesprochen, dass „ein weiterer Fortschritt auf diesem Gebiete auch den fraglichen Uebelstand beseitigen werde.“ —

Graefe's Zeiteintheilung bis zum Jahre 1862, d. h. bis zum Ende seines Junggesellenlebens, war folgende: In den Morgenstunden arbeitete er literarisch, d. h. er las und diktirte, und zwar diktirte er nicht nur alle seine Abhandlungen, sondern auch alle seine Correspondenzen, mit einziger Ausnahme rein persönlicher Briefe. Zwischen 11 und 12 Uhr Vormittags fuhr er nach der Klinik, machte dort sowohl auf der Station wie bei den Privatkranken Visite, und bestimmte diejenigen Fälle, welche zunächst operirt werden sollten. Nach Beendigung der Visite hielt er — in bestimmten Terminen — Operationscurs, und begab sich dann zu Consultationen und Operationen in die Stadt. Nach der Rückkehr nahm er in der Klinik ein einfaches, schnell beendetes Mahl ein, rauchte ein Paar Züge einer Cigarre, und hielt zunächst die Poliklinik ab. Dann wurde operirt. Nach den Operationen machte er nochmals eine kurze Visite im Hause, bei welcher nur die eben operirten und die schwersten Fälle besucht wurden, und fuhr dann nach seiner Wohnung zur Abhaltung der Privat-Sprechstunde, welche regelmässig bis nach 10 Uhr Abends, sehr häufig aber, wenn grosse Untersuchungen anzustellen oder weitläufige Berichte mitzugeben waren, bis zur Mitternacht sich ausdehnte. Nach Einnahme eines sehr frugalen Abendessens fuhr er gewöhnlich noch einmal nach der Klinik, um sich von dem Zustande der allerschwersten Fälle abermals selbst zu überzeugen. Dann erst begab er sich zur Nachtruhe. In diese regelmässige Tagesordnung, welche sich, mit einziger Ausnahme der Privat-Sprechstunde, auch auf den Sonntag erstreckte, brachten nur die beiden jährlichen Universitäts-Semester eine Modifikation, indem er während der Dauer derselben viermal wöchentlich in den Vormittagsstunden von 10—12 Uhr klinische Vorträge mit Demonstrationen an Kranken hielt. Im Anfange seiner klinischen Thätigkeit gestattete er mit grösster Liberalität jedem seiner Zuhörer, sowohl der Poliklinik wie auch sämmtlichen Operationen beizuwohnen. Später, als die Zahl seiner Schüler von Semester zu Semester zunahm, konnte denselben naturgemäss und in ihrem eigenen Interesse nur abtheilungsweise gewährt werden, die erwähnten Vortheile zu geniessen. Während der Visite in der Klinik, während der Poliklinik, in der Zeit nach Beendigung der Operationen, und Sonntags nach dem Schlusse der Poliklinik hatten Graefe's Privat- sowie auch die in seiner Klinik fungirenden Assistenten und Famuli hinlänglich Gelegenheit, mit ihm sowohl über die ihrer Obhut anvertrauten Patienten wie auch über allgemeine wissenschaftliche Gegenstände zu sprechen. Die Zeit der Universitätsferien, während welcher nur befreundeten Fachgenossen und einzelnen bevorzugten Zuhörern der tägliche Zutritt zur Klinik gewährt wurde, benutzte Graefe zu jener wissenschaftlichen Ausbeutung seines kolossalen klinischen Materials, deren meist monumentale Ergebnisse das „Archiv für Augenheilkunde“ enthält.

Seiner Familie widmete Graefe den Sonntag Nachmittag, dem gewohnten lieben Kreise von Jugendfreunden und Studiengenossen, dessen Umgang ihm zum Bedürfniss geworden war, am Donnerstag und Sonnabend jeder Woche die späten Abendstunden nach Beendigung der Privat-Sprechstunde. Den Freuden der Tafel war Graefe nicht principiell abhold; aber er suchte sie nicht ihrer selbst willen — mässiger im Essen und Trinken wie er konnte niemand sein —, sondern nur dann, wenn sie durch geistvolle, witzsprühende Gespräche gewürzt waren, zu denen er zumeist den Anstoss gab. Und er besass in wunderbarer Vereinigung neben vernichtendem kaustischem Witze und Spotte auch wahren, ächten, deutschen Humor, der mit gutmüthigem Lächeln die vielen kleinen Schwächen des menschlichen Lebens beleuchtete, und dessen frohe Ergüsse jedem unvergesslich sein werden, der das Glück hatte, Graefe auch menschlich näher getreten zu sein. Einladungen zu Herren-Diners nahm er daher an, veranstaltete auch solche bei sich; dagegen lehnte er so viel als nur irgend möglich, jede Betheiligung an gemischten gesellschaftlichen Cirkeln ab. Von Zeit zu Zeit besuchte er Oper und Concerte, seltener das Schauspiel. Auch eine jährliche Erholungsreise in den Herbstferien machte Graefe doch waren dies Erholungsreisen in der ihm eigenthümlichen Art. „Erholung“ hiess nämlich bei ihm „die gewohnte Arbeit — aber in modificirter Form.“ Diesem Principe gemäss bestellte er alljährlich einen Theil der Kranken, welche sich brieflich an ihn gewendet und um eine Consultation auf seiner Reise gebeten hatten, nach Würzburg, einen anderen nach Heidelberg, einen dritten nach Heiden in der Schweiz, einen vierten nach Paris. In Würzburg und Heidelberg, an welchem letzteren Orte er — wie bereits erwähnt — Schüler und Fachgenossen um sich versammelt sah, hielt er sich nur kurze Zeit auf und operirte dort nur in dringenden Fällen. Dagegen war während seines gewöhnlich drei- bis vierwöchigen Aufenthaltes in Heiden in dem vortrefflich bewirthschafteten Gasthofe, „der Freihof“ genannt, eine kleine Filial-Klinik eingerichtet, deren langjährige Leiterin und treue Assistentin Graefe's, die Tochter vom Hause, Fräulein Emma Simmond, bei allen Patienten, welche dort Hülfe gefunden haben, in bestem Andenken steht. Nur ungern verliess er jedesmal die Schweiz, deren grossartige Naturschönheit und Gewaltigkeit er auf regelmässigen grossen und beschwerlichen Ascensionen allmälich in ihrer ganzen Fülle kennen, schätzen und lieben gelernt hatte. Doch sagte das Pariser Klima seiner Gesundheit während des Monats Oktober sehr zu, und vermittelte gleichsam den Uebergang zur Berliner Luft, wohin er Anfang November zurückkehrte. „Hast Du uns etwas Neues mitgebracht,“ fragte ihn ein Freund und College Ende der fünfziger Jahre bei seiner Ankunft. „In Einzelheiten ja, aber im Grossen und Ganzen nicht“, lautete seine Antwort, und, fügte er mit sichtlichem Stolze und wahrer Befriedigung hinzu — „wir hier in Berlin stehen noch immer auf der Höhe.“

Kleinere — ganz ausnahmsweise nur grössere — Consultationsreisen unterbrachen von Zeit zu Zeit auch während des Semesters seine klinische Thätigkeit. Schlimmer war die Beeinträchtigung derselben durch Krankheits-Anfälle, welche Mitte der fünfziger Jahre zuerst vereinzelt auftraten, sich dann häuften, und im Herbste des Jahres 1861 zu gewaltigem, Unheil verkündendem Ausbruche kamen. Den verderblichen Reigen eröffneten wiederholte äusserst geringe haemoptoë, als deren Heerd er selbst den Kehlkopf angab, welche ihn aber weder in seiner gewohnten Thätigkeit, noch, wie in der Schweiz, an der Ausführung forcirter Wanderungen und Ascensionen irgendwie hinderten. Dann stellten sich Anfälle von pleuritis ein, die ihn jedesmal für einige Tage an das Zimmer fesselten, ohne nachhaltige Beschwerden zu hinterlassen — wenigstens klagte er nicht. Nachdem der Winter 1860/61 sehr gut vorübergegangen war, verlobte sich Graefe im Frühjahre 1861 mit Gräfin Anna Knuth aus Dänemark, und es ward verabredet, die Hochzeit zum Beginn des Winters stattfinden zu lassen. Das Schicksal durchkreuzte diesen Plan. Auf seiner Herbst-Erholungsreise erkrankte Graefe in Baden-Baden abermals an pleuritis, diesmal aber nahm die Affektion einen im höchsten Grade bedenklichen Charakter an. In einem vom 28. November 1861 datirten ärztlichen Berichte heisst es wörtlich: „Die Affektion wurde ursprünglich von uns übereinstimmend für eine tuberkulose pleuritis gehalten. Der Verlauf schien diese Annahme leider zu bestätigen. Die Hartnäckigkeit des Fiebers, die intercurrenten Fieberexacerbationen in der Form ausgeprägter Fieberparoxysmen, die profusen, erschöpfenden Schweisse, der spärliche, immer sehr stark sedimentirende Urin, die ungemeine Erregbarkeit, die Individualität des Patienten rechtfertigten diese Befürchtung. Dazu kam noch, dass früher Husten bestand, und dass hie und da etwas Blut ausgeworfen wurde. Das Exsudat nahm allerdings selbst während dieses fieberhaften Verlaufes bis zu einem gewissen Grade ab. Eine tuberkulose Infiltration der Lungenspitzen liess sich nie objectiv nachweisen, doch schien eine solche in ihren Anfängen unter Berücksichtigung der angegebenen Erscheinungen, immerhin wahrscheinlich. Die schlimme Prognose, welche wir alle aussprachen, die den Kranken sahen, schien nur allzusehr motivirt, trotz hie und da eintretender Remission der Erscheinungen. Zu allem Unglücke trat vor ca. 14 Tagen eine Diarrhoe auf, welche die Kräfte des Patienten erschöpft hätte, wenn sie andauernd geworden wäre.

„In der letzten Zeit, vorzugsweise seit 8 Tagen hat sich der Zustand nun glücklicherweise so gestaltet, dass wir wieder Hoffnung auf einen möglichen, günstigen Ausgang haben. Die Fieberparoxysmen, die Schweisse und Diarrhoen sind so gut wie verschwunden, das continuirliche Fieber vermindert sich, der Appetit ist erwacht, die Harnsecretion wird reichlich, hell und ohne Sediment, die Kräfte haben sich entschieden etwas gehoben, die Stimmung ist minder gedrückt. Ebenso ist der Husten seit den letzten Wochen ganz verschwunden, und das Exsudat, welches in der letzten Zeit stille stand, hat sich, seit 8 Tagen etwa, merklich wieder verringert. Ob allerdings diese Besserung von Dauer sein wird? Wir sind noch lange nicht berechtigt, mit Bestimmtheit eine Genesung zu behaupten. War die Diagnose einer tuberkulosen Natur der pleuritis eine irrige? Oder war sie richtig, und steht nur der Process stille, um früher oder später wieder zu exacerbiren? Doch wollen wir uns vorläufig mehr an die günstigen Momente klammern, und wenigstens im Stillen hoffen, es möchte unser aller sehnlichster Wunsch in Erfüllung gehen, und Graefe der Menschheit, der Wissenschaft und seinen Freunden erhalten bleiben. Von objektiven Zeichen, welche eine Tuberkulose der Lungenspitzen anzeigten, haben wir, wie schon erwähnt, nie etwas gefunden, doch kommen ja auch tuberkulöse Pleuritiden ohne solche vor.“ —

Unter der aufopfernden Pflege seiner beiden Schwestern, seiner Braut, und seines treuen Jugendfreundes und Assistenten, Dr. Arendt, und Dank der unermüdlich umsichtigen und sorgsamen Behandlung seiner Aerzte, des Dr. Müller in Baden-Baden und des Professor Friedreich in Heidelberg, denen sich von Zeit zu Zeit Traube auf einige Tage zugesellte, überstand Graefe auch diesen Anfall, brachte den Rest des Winters in Nizza zu, ging im Frühjahre 1862 nach Paris, und kehrte von dort am 1. Mai nach Berlin zurück, wo er sofort seine Thätigkeit in vollem Umfange wieder aufnahm. Auf seinen Geist hatte die schwere Krankheit nicht den mindesten Einfluss ausgeübt, er war frischer und thatendurstiger denn je. Auch körperlich schien keine merkliche Veränderung mit ihm vorgegangen zu sein; wer ihn aber genauer beobachtete, dem blieb leider kein Zweifel: die Tuberkulose hatte in diesem abgemagerten Körper ihren Einzug gehalten. Mitte Mai fand die Hochzeit statt. Alle Freunde und Verehrer Graefe's hatten gehofft und gewünscht, die Ehe werde in jeder Hinsicht eine heilbringende für ihn sein; das behagliche, lange nicht gekannte, häusliehe Leben werde das Uebermaass der Arbeit, körperlicher und geistiger Anstrengung zurückdrängen, der Selbsterhaltungstrieb für Weib und Kind werde die Oberhand behalten. Leider trat von alledem das gerade Gegentheil ein. Mit überstürzendem Eifer suchte er gleichsam die verlorene Zeit nachzuholen, fieberhaft war die Thätigkeit, welche er jetzt Tag und Nacht in der Klinik entfaltete. Zu den Sorgen des Berufes gesellten sich häusliche Sorgen, welche in keiner Ehe, auch der glücklichsten nicht, ausbleiben. Der Tod zweier Kinder, die schwere Augenkrankheit seiner ältesten Tochter erfüllten ihn, der mit ganzem Herzen an seinen Kindern hing, mit tiefem Kummer; alles das zehrte an seinem Leben. Dennoch hielt er sich, wenn auch mit mannigfachen Erkrankungen, aufrecht bis zum Jahre 1868 — die Jahrgänge 1862—1869 des Archivs für Augenheilkunde zeugen von seiner Thätigkeit. Von nun aber begannen seine Kräfte rapide abzunehmen; es folgte die für seine Umgebung so unheimliche Zeit, in der er die ihn überwältigende Ermattung durch unaufhörlich sich folgende Morphium-Injectionen bekämpfte. Drei-, viermal unterbrach er oft an einem Vormittage den Vortrag in der Charité-Augenklinik, ging hinaus, applicirte sich eine Injection, und setzte dann, als wäre nicht das mindeste vorgefallen, seine Discussionen fort. Der wiederholte Gebrauch der Lippspringer Quellen hatte keinen günstigen Einfluss. „Das ist wieder so eine Badereise, welche man der moralischen Verpflichtung halber unternimmt", sagte er beim Antritte seiner letzten Reise nach Lippspringe zu einem Jugendfreunde. Der Blick, mit welchem er diese Worte begleitete, bewies nur zu deutlich, wie sehr er sich selbst der kurzen Spanne Zeit bewusst war, die ihm noch zu leben das Schicksal vergönnte. Der Winter 1869/70 verlief sehr schlecht, aber unerschütterlich blieb Graefe auf seinen Posten. Herr Professor Schmidt-Rimpler in Marburg, damals sein Assistent in der Charité-Augenklinik, hat die grosse Freundlichkeit gehabt, die Veröffentlichung dreier an ihn selbst gerichteten überaus charakteristischen Briefe Graefe's aus dessen allerletzten Lebenstagen hier zu gestatten. Sie lauten:

1) Berlin, den 8. Mai 1870.

Carissime!

Ultra posse nemo obligatur. Ich hatte thatsächlich den besten Willen morgen in der Charité anzufangen, bin aber gestern von Traube der Art bestürmt worden, es nicht zu thun (und fühle auch selbst, dass ich mir damit zu viel zumuthe), dass ich davon abstehen muss.

Hoffentlich kann es über 8 Tage geschehen, obwohl ich an den Fortschritten meiner Convalescenz immer ungläubiger werde. Da es sich möglicherweise um eine Vertretung handeln wird, so möchte ich Sie jedenfalls sprechen. Vielleicht erfreuen Sie mich mit einem Besuche.

Einstweilen habe ich ja keine anderen Verpflichtungen als gegen die Herren vom Friedrich-Wilhelms-Institut, welche ich, wie mein Anschlag besagt, am Dienstag und Donnerstag mit einigen operativen Scenen zu unterhalten gedenke.

Wollen Sie dieselben vielleicht noch mündlich durch einen Ihrer Collegen einladen.

Ganz der Ihre
A. von Graefe.

2) Berlin, den 14. Mai 1870.

Verehrter Herr Doctor!

Das betreffende Gesuch an die Charité-Direction*) ist leider (erst) heut Nachmittag nach 4 Uhr abgegangen, nebst einem Briefe an Herrn Geh. Rath Esse. Trotz aller meiner Bemühungen war es mir nicht möglich, dasselbe früher zu extrahiren.

Die zu den Vorlesungen bestimmten Tage sind nun Montag, Dienstag, Freitag von 4—5 Uhr. Die Operationen in der Klinik finden statt: Mittwoch und Sonnabend Nachmittag 4 Uhr.

Im Auftrage:
Depaubourg.

3) Berlin, den 17. Juni 1870.

Geehrter Herr College!

Sie werden es mir wohl angemerkt haben, ohne gerade Ihre diagnostische Ader anzustrengen, dass mein Gesundheitszustand in der letzten Zeit ein so erbärmlicher ist, um mich zum Dociren unfähig zu machen. Nicht aus Egoismus sicherlich habe ich die Sache so weit getrieben, sondern lediglich angeregt durch ein gewisses Gerechtigkeitsgefühl, welches mir sagt, dass es eine Härte sei,

*) Es handelte sich um die Erlaubniss, Nachmittags Klinik zu halten, welche Zeit Graefe seinem Befinden nach besser passte.
Anm. des Herrn Prof. Schmidt-Rimpler.

ein ophthalmologisches Examen abzufordern, ohne dass ein regelrechter Unterricht bestünde. Endlich kommt aber ein Punkt, wo es heisst: ultra posse nemo obligatur. Mein linksseitiges pleuritisches Exsudat ist in der vergangenen Woche auch erheblich gestiegen, und hat mir Traube geradezu eröffnet, dass er keine weitere Verantwortung für meine Behandlung, resp. diese selbst nicht mehr übernehmen wolle, wenn ich ihm durch meine Widersetzlichkeit weiter in die Quere käme.

Ich will mich somit zur Stellvertretung entschliessen. — — — —

In der Nacht vom 19. zum 20. Juli 1870 trat die Katastrophe ein. Nach mehreren entsetzlichen Stunden, in denen er vergeblich nach Luft und Athem gerungen hatte, verschied er am 20. Juli 1870 um 3 Uhr Morgens. Als Traube, der inzwischen gerufen worden, erschien, war schon Agonie vorhanden.

Seine Gattin, welche ihn unermüdlich gepflegt hatte, folgte ihm zwei Jahre später im Tode nach. Drei Kinder, zwei Töchter und ein Sohn, bewahren das Andenken ihres grossen Vaters.

Nach seinem Tode wurde seine Privatklinik geschlossen, die dieselbe bildenden Häuser verkauft. Weder die Berliner medicinische Fakultät, deren Zierde ein Graefe gewesen, noch die Stadt Berlin, zu deren bedeutendsten Bürgern er unbestritten gehört, und deren augenkranke Arme er 20 Jahre lang unentgeltlich behandelt hatte, noch endlich die zahlreichen wohlhabenden und reichen Augenleidenden, welche Hülfe und Heilung in der Karlstrasse No. 46 gefunden, haben daran gedacht, eine Sammlung anzuregen, um Haus und Einrichtung dem humanen Zwecke, dem dieselben 18 Jahre hindurch gedient hatten, von neuem zu widmen. Kein Zeichen erinnert in dem Hause an das Walten und Wirken eines Albrecht von Graefe. Bald wird sich in der Nähe sein Standbild erheben. Tausende, und abermals Tausende werden gleichgültig an demselben vorübergehen; Tausende und abermals Tausende von Kranken würden im Laufe der Jahre das Andenken Graefe's gesegnet haben, wäre ihnen in einer zu seiner Ehre gestifteten Heilanstalt die Wohlthat gediegener augenärztlicher Behandlung zu Theil geworden.

Am 1. November 1875 war der fünfundzwanzigjährige Stiftungstag der „Graefe'schen Schule". Viele dergleichen Jubiläen, auch von Vereinen, die nur der geselligen Unterhaltung, dem Vergnügen gewidmet sind, werden mit grossem Pompe gefeiert. Von einer Feier des Tages, an welchem fünfundzwanzig Jahre früher derjenige seine Laufbahn begann, zu dem Lernende und Hülfesuchende aus allen Ländern der Welt gepilgert, ist nichts öffentlich bekannt geworden. Mögen denn diejenigen Ophthalmologen, welche dazu berufen sein werden, den 1. November 1900, den fünfzigjährigen Stiftungstag durch eine dem Andenken des grossen, in der Blüthe seiner Jahre dahingeschiedenen Meisters entsprechende Feier würdig weihen.

FSC
www.fsc.org
MIX
Papier | Fördert gute Waldnutzung
FSC® C083411

Kolibri 360 GmbH
Ferdinand-Jühlke-Straße 7
99095 Erfurt, Deutschland
produktsicherheit@kolibri360.de